Charles Lenck

Sexualité de la femme... Notice d'utilisation

Charles Lenck

Sexualité de la femme... Notice d'utilisation

Éditions Vie

Impressum / Mentions légales
Bibliografische Information der Deutschen Nationalbibliothek: Die Deutsche Nationalbibliothek verzeichnet diese Publikation in der Deutschen Nationalbibliografie; detaillierte bibliografische Daten sind im Internet über http://dnb.d-nb.de abrufbar.
Alle in diesem Buch genannten Marken und Produktnamen unterliegen warenzeichen-, marken- oder patentrechtlichem Schutz bzw. sind Warenzeichen oder eingetragene Warenzeichen der jeweiligen Inhaber. Die Wiedergabe von Marken, Produktnamen, Gebrauchsnamen, Handelsnamen, Warenbezeichnungen u.s.w. in diesem Werk berechtigt auch ohne besondere Kennzeichnung nicht zu der Annahme, dass solche Namen im Sinne der Warenzeichen- und Markenschutzgesetzgebung als frei zu betrachten wären und daher von jedermann benutzt werden dürften.

Information bibliographique publiée par la Deutsche Nationalbibliothek: La Deutsche Nationalbibliothek inscrit cette publication à la Deutsche Nationalbibliografie; des données bibliographiques détaillées sont disponibles sur internet à l'adresse http://dnb.d-nb.de.
Toutes marques et noms de produits mentionnés dans ce livre demeurent sous la protection des marques, des marques déposées et des brevets, et sont des marques ou des marques déposées de leurs détenteurs respectifs. L'utilisation des marques, noms de produits, noms communs, noms commerciaux, descriptions de produits, etc, même sans qu'ils soient mentionnés de façon particulière dans ce livre ne signifie en aucune façon que ces noms peuvent être utilisés sans restriction à l'égard de la législation pour la protection des marques et des marques déposées et pourraient donc être utilisés par quiconque.

Coverbild / Photo de couverture: www.ingimage.com

Verlag / Editeur:
Éditions universitaires européennes
ist ein Imprint der / est une marque déposée de
AV Akademikerverlag GmbH & Co. KG
Heinrich-Böcking-Str. 6-8, 66121 Saarbrücken, Deutschland / Allemagne
Email: info@editions-ue.com

Herstellung: siehe letzte Seite /
Impression: voir la dernière page
ISBN: 978-3-639-47723-8

Copyright / Droit d'auteur © 2013 AV Akademikerverlag GmbH & Co. KG
Alle Rechte vorbehalten. / Tous droits réservés. Saarbrücken 2013

SEXUALITÉ DE LA FEMME...
NOTICE D'UTILISATION

GENTLEMAN ONLY LADIES FORBIDDEN

Dr Charles LENCK

A notre époque où, sous prétexte d'égalité, la femme est partout, cet espace de liberté veut être réservé, strictement, aux hommes. Mais, pas n'importe lesquels. Les vrais bien sûr ! Ceux dont la puberté sexuelle psychique est définitivement faite.

Pour ceux-là, on peut passer directement aux réponses des patientes sur leur sexualité en sachant qu'on a distingué les cas normaux (chapitre : « Comment ça marche ») des cas non normaux (chapitre : « Pourquoi ça ne marche pas »), puisque, ce n'est qu'à partir d'une sexualité normale qu'on peut parler d'une sexualité anormale.

Pour ceux qui ne savent pas ce qu'est la puberté psychique (ceux qui ont fait leur puberté psychique sans s'en rendre compte et ceux qui ne l'ont pas encore faite), comment savoir si cet espace les concerne ?

Suivons, pas à pas ce qui suit et, à la fin, peut-être, nous saurons.

Donc, si on ne suit pas, on ne saura pas, et si on suit, peut-être on saura. Il ne tient, donc, qu'à nous de faire ce que l'on veut !

On exprime ainsi, une certaine forme de liberté. La liberté de choix ! Et, de décider de lire, fait prendre conscience de cette liberté dont on use tous les jours, mais, sans en prendre véritablement conscience. Premier point !

Deuxième point : Dans cet espace, nous allons parler de la femme le plus « simplement » possible... L'autre sexe ! Celui qui nous fascine, que l'on aime sans vraiment le comprendre « naturellement ». Parce que pour l'homme, ce qui compte chez une femme, ce n'est pas la femme mais son sexe, tandis que pour une femme ce qui l'intéresse chez nous, c'est d'abord nous (on peut rêver !) et ce qu'elles peuvent en faire (on rêve moins).

Certes, c'est « légèrement » réducteur, mais cela permet de montrer que la femme n'est pas un homme et, l'homme n'est pas une femme. Psychologiquement, bien sûr... parce qu'anatomiquement, cela n'a échappé à personne.

Nous, les hommes, ce qui nous intéresse d'abord, c'est de savoir comment ça marche. C'est de cela dont il va être question, dans le chapitre : Comment fonctionne une femme ?

Une femme dirait : « D'accord ! Mais, dans quel sens entendez-vous le fonctionnement de la femme ? Est-ce affectivement, intellectuellement, ou socialement ? Et cette approche ne risque-t-elle pas d'être caricaturale, dans la mesure où chaque être humain est particulier, comment pouvez-vous donner une réponse générale à chaque être unique, donc forcément différent ? »

Ça, c'est castrateur ! Ici, se veut être un espace où ce mode de raisonnement ne rentrera pas !

C'est pour cela que cet espace se veut être masculin !

Ce que nous voulons savoir, c'est comment fonctionne ce qui, en elles, est le plus différent de nous. Donc, le sexe !

Quand on achète un beau jouet, un bel outil, avant de s'en servir, on lit la notice d'utilisation : D'abord, comment il est fait.

Ensuite, comment s'en servir pour le faire bien fonctionner. Enfin, les principales pannes que l'on peut rencontrer.

Ceci nous permettra, aussi, de savoir si on a été à la hauteur (à ne dire surtout à personne), lorsqu'on a utilisé une machine identique, mais désormais dépassée par cet autre nouveau bijou (on peut encore rêver !).

En essayant de garder cette logique, il faut, cependant, admettre que pour la femme, c'est totalement différent. Elle n'est pas vraiment une machine qui fonctionne comme on le voudrait. Elle fonctionne comme elle veut (là, on ne rêve plus).

Alors, on veut espérer que ce fonctionnement est plutôt simple. Comme nous !

Exemple : Lorsqu'on éjacule, on sait qu'on a pris son pied. Ça, ça ne trompe personne.

Tandis que chez la femme...

D'ailleurs, il est bien admis qu'elle peut simuler. Comment, alors, être certain de ne pas avoir été berné par une inadéquation entre l'exprimé et le ressenti profond de la partenaire (Ouh, là, là !)?

Il ne faut pas noyer le poisson ! L'exprimé, le ressenti... Tout ça, c'est du psychologique, de l'affectif. Pour nous, l'affectif, ce n'est pas le problème, parce que, si on baise bien, on sera forcément heureux...

Oui ! Mais, pour la femme, c'est l'inverse : si la femme est heureuse, elle baisera mieux... Dans les conditions normales, bien sûr !

Il faut donc bien admettre que, puisque l'homme et la femme sont différents, il est normal qu'ils ne fonctionnent pas de la même façon. Oui ! Si les sexes s'opposent, il faut les voir comme une prise de courant électrique.

Pour que le courant passe, il faut que la prise mâle rentre dans la prise femelle. Ça ! C'est bien parlé !

Avant de parler de courant électrique, il faut s'assurer que les prises s'emboitent l'une dans l'autre. Ce sera la partie anatomique.

Ensuite, on parlera du courant qui passe. Et les électriciens savent bien que l'électricité n'est pas une chose matérielle, mais qu'elle qui fait tourner le moteur.

Chez la femme, pour compliquer les choses, le circuit électrique est totalement intégré au moteur. Il faut, donc, pour espérer comprendre la femme, les étudier séparément.

Le moteur est bon. C'est la nature qui l'a manufacturé.
Donc, lorsque la machine fonctionne mal, ça ne peut être qu'un problème de circuit électrique.

Pour nous, nos problèmes sont assez simples ; nos deux symptômes sexuels, qui expriment un conflit plus profond, sont l'impuissance et l'éjaculation précoce.

Pour la femme, quel est son problème : frigidité ? Clitoridienne ou vaginale ? Passive ou active ? Bruyante ou silencieuse ? Femme fontaine ou sécheresse ?

Il ne faut surtout pas encore entrer dans ces interrogations, c'est trop tôt. Il faut garder le cap que l'on s'est fixé. D'abord l'anatomie de la femme ; puis, sa sexualité, lorsqu'elle fonctionne bien ; et, enfin, les problèmes sexuels de la femme. Voilà le plan !

Votre serviteur (c'est-à-dire : moi), pour arriver à y « voir un peu plus clair dans cette sombre affaire » (Freud parlait, à propos de la sexualité de la femme, du « continent noir de la psychanalyse »), a beaucoup travaillé... là où les autres s'amusent. Donc, être gynécologue.

Mais, aussi, travaillé, là où les autres s'amusent... pendant que les unes peuvent s'ennuyer. Et, même, travaillé là où les autres ni ne s'amusent, ni ne s'ennuient, c'est-à-dire sur les dissections sur le cadavre (on dit sujet anatomique) afin d'étayer les éléments d'anatomie sexuels retrouvés lors de l'examen gynécologique de plus de neuf cent patientes, elles tout à fait vivantes. Et, jamais ennuyeuses !

Cet examen clinique de patientes, s'est accompagné de questions sur la sexualité des femmes, puisqu'elles parlent. Et comme la femme est « en plus » psychologique, les antécédents affectifs ont été notés, le plus souvent possible.

Ce qui fait, qu'avec ces données psychologiques, cliniques et anatomiques, il a été possible de se faire une idée cohérente (eh oui !) de la sexualité de la femme.

Sans oublier, bien sûr, l'imagerie médicale (échographie et IRM) pratiquée, elle aussi, sur plusieurs patientes ayant donné, préalablement, leur accord.

Leur accord, parce que, bien sûr, nous devons admettre, préalablement, le fait que la femme ne doit pas être forcée. Ceci est d'autant plus difficile que nous savons qu'elle peut l'être. Mais, elle ne le doit pas... sauf, si elle le demande... mais, là, on rentre dans sa logique... et, ce genre de concept ne sera pas utilisé, non plus, dans cet espace viril.

Les patientes, dont les réponses sont rapportées ci-dessous, ont consulté pour des problèmes d'ordre médical, chirurgical, psychologique (surtout pendant la grossesse) ou sexuel. Pour ces patientes, il était donc difficile de parler de normalité.

En revanche, lorsqu'une patiente consultait pour un simple contrôle (bilan de routine, prescription de contraception...) lorsque son anatomie gynécologique était parfaite et, lorsque la confiance et le respect mutuel s'étaient installés, il lui était, parfois demandé, si elle accepterait de répondre à des questions sur sa sexualité.

Pratiquement, donc, à la fin de leur examen clinique, la proposition suivante était faite : « Chère madame, vous avez une anatomie gynécologique d'excellente qualité, ce qui laisse supposer une sexualité épanouie », flattant, ainsi, son narcissisme... qui, dès lors, acceptait, le plus souvent, de répondre à « une vingtaine de questions précises et indiscrètes sur leur sexualité ».

Cela ne posait aucun problème éthique, parce qu'étant majeure et en possession de tous ses moyens intellectuels elle comprenait les motifs de cette « démarche respectueuse de la qualité et de la spécificité de la femme, encore trop souvent négligée, par nous, les hommes »… Là, c'est la deuxième couche de narcissisme égalitaire.

Certaines réponses de patientes sont totalement féminines. D'autres donnent du relief à ce qui pourrait devenir un peu trop didactique (à la manière d'un mode d'emploi d'un appareil de bricolage). Ces phrases ont été dites telles qu'elles sont écrites ici, comme le révèle leur tonalité d'authenticité (elles ne peuvent s'inventer).

La tonalité, parfois provocatrice pour des oreilles à œillères, de ces quelques lignes, indique bien que ce propos sur la sexualité de la femme est, exclusivement réservée aux hommes.

Mais, il s'appuie la phrase dite par une patiente ayant bénéficié d'une sexothérapie, type maïeuthérapie (très légère explication plus loin), :

« Quand on est une femme, on dit qu'il n'y a que nous qui puissions comprendre ça. Alors que vous me montrez le contraire».

Fort de ce label de qualité « terroir authentique », voilà ce qu'on peut dire :

Chapitre 1: Sexualité normale. Comment c'est fait une femme?

Voilà la question qui hante l'homo erectus sitôt que son taux de testostérone a atteint un certain seuil (la puberté physique et « la période de chasse » ou de rut chez les animaux) et que, simultanément, son cerveau peut lui rappeler que la connaissance est un bon moyen pour arriver à ses fins. Comme quoi, on peut être viril, mais pas forcément idiot !

1. Introduction

Un petit schéma vaut mieux qu'un long discours, disait Napoléon. C'est ce que nous allons faire. Mais, avant (n'est pas Napoléon qui veut) il faut comprendre que la femme n'a pas un cerveau...

Elle en a deux (ouf). Et oui ! Elle a un cerveau conscient et un cerveau inconscient. Comme nous, d'ailleurs (ça, c'est normal). Et, ces deux cerveaux fonctionnent harmonieusement, parce qu'ils communiquent entre eux.

L'exemple caricatural de ce fonctionnement harmonieux est représenté par l'envie de faire pipi (le désir mictionnel). Voilà, comment ça se passe : Après avoir pissé, on n'a pas conscience que la vessie se remplit. Pourtant, c'est ce qu'elle fait parce que les reins filtrent en continu le sang.

Puis, au bout d'un certain temps, comme la vessie est pleine, elle doit être vidée.

Voilà, le versant « intello » de ce besoin élémentaire :

Il y a dans la paroi de la vessie, des terminaisons nerveuses qui vont être excitées du fait de leur distension. On prend alors conscience que la vessie est pleine. Et, on a envie de faire pipi. Le système inconscient excite le système conscient et lui dit : à toi de trouver le bon endroit pour vider ce réservoir (là, on commence à réfléchir).

Le système conscient arrive, un temps, à se retenir de faire pipi, jusqu'à ce qu'il ait trouvé la possibilité de faire pipi dans un endroit approprié.

Une fois les conditions de la miction réunie, le système conscient se retire et laisse le système inconscient agir (là, il y a une sensation de bien-être d'autant plus forte qu'on s'est longtemps retenu) qui, en contractant la vessie et en ouvrant le robinet, va faire sortir l'urine de la vessie.

En effet, quand on urine, il n'y a aucune action du système conscient (qui dirait : maintenant, je contracte ma vessie… mais, il faut, avant, que j'aie ouvert mon robinet. Non ! Tout ceci est automatique, tout ceci est inconscient). Ce n'est qu'à la fin de la miction qu'on peut décider de finir de vider la vessie par quelques contractions des muscles abdominaux.

On peut faire contracter aussi ces muscles lorsque la vessie elle-même se contracte. Mais, ce n'est pas une nécessité, sauf à vouloir pisser par-dessus le mur du garage, comme lorsqu'on est enfant.

Cette recherche de trajectoire est à déconseiller chez la petite fille. Non pas de vouloir uriner de bas en haut (ça lui retomberait dessus), mais de « pousser » pour aller faire pipi.

En effet, la fente vulvaire serait forcée par la pression abdominale. Cette mauvaise habitude (faire pousser la petite fille pour aller faire pipi) explique pourquoi, certaines femmes qui n'ont pas encore eu d'enfant présentent des fuites d'urines aux efforts de toux, lors d'un fou-rire (on appelle ce phénomène une incontinence urinaire d'effort).

A ce propos, l'incontinence urinaire d'effort après les accouchements doit être transitoire. Elle n'est pas une fatalité. Il n'est pas prévu par la nature que la femme ait des fuites d'urines. Ça ne fait pas partie de notre débat. Et, même si maintenant la plupart des gens le savent, ceci doit être redit.

Le fait de pouvoir s'arrêter de faire pipi correspond à l'action du système conscient sur la contraction de la vessie inconsciente. Cette action correspond à la contraction des muscles de la région du périnée et notamment du sphincter strié de l'urètre…

Des gros mots viennent d'apparaître : périnée, sphincter de l'urètre… Nous sommes dans le vif du sujet. On ne peut plus reculer… Il faut en savoir plus. C'est l'anatomie.

2.Le vagin… et le reste : comment c'est fait.

Nous, on a un pénis ! Elles, elles ont un vagin ! Et plus notre pénis devrait être grand, plus leur vagin devrait être profond. Voilà pour la caricature ! Mais, quelle que soit la longueur, quelle que soit la profondeur, l'homme a toujours tendance à aller trop loin avec les femmes… du moins, au début.

Au début du vagin, il y a la vulve avec tous les éléments sensibles et moteurs qui interviennent dans les réactions sexuelles conscientes. Conscientes, parce que la femme a parfaitement conscience de ce qui se passe à cet endroit-là.

Au-dessus de cette partie basse consciente(4), ce qui se passe dans la partie haute du vagin (5) n'est pas accessible à la conscience.

Donc, il faut savoir, que dans son fonctionnement, la femme a aussi deux vagins (elle a deux cerveaux et deux vagins ! C'est peut-être pour ça que, parfois, elle se mélange les pinceaux) :

Un vagin conscient, qui est à l'entrée du vagin et, un vagin inconscient qui lui, est au fond du vagin comme cela est montré sur le premier schéma (c'est une vue de face).

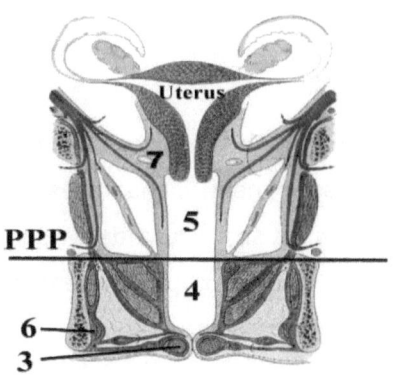

Nous voyons bien, qu'en fait, anatomiquement, il n'y a qu'un seul vagin, mais, du point de vue fonctionnel, il a deux façons de fonctionner... d'une façon consciente (à l'entrée) et, d'une façon inconsciente (au fond).

Cette dualité est indispensable pour comprendre comment ça marche et pourquoi ça ne marche pas. Mais, restons pour l'instant sur ce premier schéma.

Nous ne parlerons pas de l'utérus, des trompes et des ovaires qui n'intéressent généralement pas directement les réactions sexuelles, puisque chacun sait qu'une femme à qui l'utérus a été enlevé (on appelle cela une hystérectomie) peut ensuite avoir une sexualité tout à fait normale, voire même améliorée (surtout lorsqu'on le lui a enlevé parce qu'il lui faisait mal, parce qu'il était trop gros, ou mal placé, ou qu'il la faisait trop saigner).

Entre l'utérus et la vulve, il y a le vagin. Le vagin inconscient, côté utérus et, le vagin conscient, côté vulve.

Le vagin conscient (4) est entouré par les muscles qui peuvent se contracter volontairement (c'est-à-dire consciemment), pendant les rapports sexuels et au cours de l'orgasme. Ces muscles sont situés dans l'épaisseur périnéale, qui est la région autour de la vulve et de la partie inférieure du vagin (sous PPP ou plan du plancher pelvien pour les spécialistes).

Le vagin inconscient (5), lui, est juste au-dessus dans le ventre (l'excavation pelvienne) de la femme. Il va se comporter comme un viscère, c'est-à-dire, de façon inconsciente.

Comprenons un petit peu mieux son **vagin conscient** :

La femme éprouve une sensation agréable lorsque sont sollicités les bulbes vestibulaires (3) de chaque côté de la vulve. Comme elles sont excitées par la sollicitation mécanique des corps caverneux (6), lesquels vont se réunirent en avant pour former le clitoris (non visible sur ce schéma).

Enfin, le sphincter le l'urètre est pareillement excitable (non représenté ici ; on le visualisera sur la coupe de profil). Il correspond au point G, dont on peut affirmer qu'il existe chez toute femme.

Fait capital : tous ces organes sensoriels existent chez toute femme. Tous sont des organes dits érectiles, car ils augmentent de volume lorsqu'ils sont excités (comme notre verge).

Si l'on regarde d'un peu plus près le schéma, on s'aperçoit que ces éléments sensoriels sont entourés par des muscles, qui, lorsqu'ils sont fonctionnels peuvent se contracter. Ici, aussi, ces contractions sont conscientes et volontaires.

<u>Le **vagin inconscient** (5) fonctionne différemment.</u>

Autour de lui, il y a de l'espace.

Il fonctionne selon le même principe que la vessie.

Du point de vue anatomique, tout autour du vagin inconscient, et collées contre lui, il y a de grosses veines. Nous ne les avons pas représentées, car elles masqueraient les autres éléments anatomiques situés dans cet espace (que nous n'étudierons pas).

Du point de vue de son fonctionnement, lorsque la femme est sexuellement excitées, les veines se dilatent et font « gonfler » (on dit : « balloniser ») cette partie inconsciente du vagin. Ce mécanisme est bien connu en sexologie et peut être l'équivalent d'une érection interne(en dedans). Ce mécanisme est inconscient, comme on ne commande pas son érection, au doigt et à l'œil (humour limited because inconscient).

Ce qui suit, n'est pas visualisé sur le schéma, mais, il faut savoir que dans l'épaisseur de la paroi vaginale il y a des fibres musculaires inconscientes (lisses pour les spécialistes) qui font que le vagin peut se contracter, comme se contracte la vessie pendant la miction, l'intestin pendant la digestion. Cette contraction n'est pas violente.

Elle ne dépend pas, non plus, de la volonté ; c'est comme la congestion pelvienne qui dépend de l'état d'excitation de la femme, et non de sa volonté.

Enfin, il faut savoir qu'à travers cette paroi, lorsque les veines sont bien dilatées, un liquide transpire, ce sont les sécrétions vaginales. Comme la peau transpire quand elle a chaud, le vagin transpire quand il a chaud (il sue).

Donc, si ce vagin pelvien est ballonisé, si les sécrétions liées à l'excitation (toute femme excité sent bien qu'elle est plus ou moins mouillée), se mettent dans le vagin aspiratif (puisqu'il « ballonise »), déjà, on peut deviner ce qui se passera au cours de l'orgasme, lorsque le vagin se contractera (dont on rappelle que cette contraction n'est pas violente comme peut l'être la contraction de la partie basse consciente du périnée).

Du liquide devrait sortir !

La coupe de profil, montre beaucoup de ce qui a été dit sur la coupe de face.

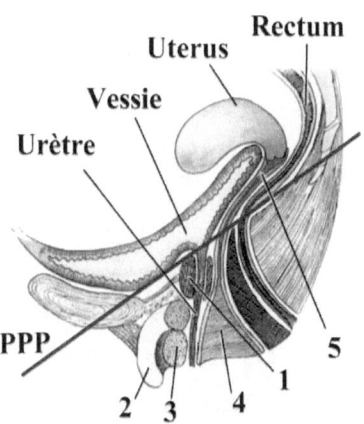

Que voit-on ? En avant la vessie, en arrière le rectum. En haut se trouve l'utérus. C'est entre ces éléments que se trouve le vagin dont on voit qu'il n'est pas rectiligne. Il a trajet angulaire. La partie basse(4) est consciente, périnéale, (nous comprenons maintenant ce que cela veut dire) et la partie haute du vagin (5) est inconsciente, pelvienne.

En bas et devant le vagin périnéal (4) se trouve le point G (1) que l'on ne voyait pas sur la coupe schématique de face et qui correspond au sphincter de l'urètre. On voit, aussi, les bulbes vestibulaires sectionnés (3), ainsi que le clitoris (2). Toute la sensibilité consciente du vagin est, donc, antérieure et très superficielle, dans le périnée (leur « triangle d'or »).

C'est l'ensemble Urétro(le point G)-Clitorido(le clitoris)-Vulvaire(les bulbes vestibulaires) qui correspond à la sensibilité consciente de la femme.

Et, ces organes sont tous présents, chez toute femme !

Il faut prendre le temps de se mettre cette représentation dans la tête, car elle permet comprendre comment fonctionne la femme.

3.Organisation anatomique sexuelle.

L'anatomie sexuelle de la femme se résume par :

Comme nous, pendant l'acte sexuel, elle perçoit une excitation et, ensuite, elle répond à cette excitation. On voit donc qu'il y a une partie sensitive et une partie motrice qui entrent en jeu dans les mécanismes sexuels.

Et, ces deux parties se superposent à la partie consciente et inconsciente, de la sexualité. C'est parce que ces mécanismes fonctionnent ensemble que ça peut paraître un peu compliqué.

Mais, reprenons :

1/ Pour la partie conscient, nous avons : l'ensemble Urétro-Clitorido-Vulvaire (sensitif) et les muscles périnéaux (moteurs).

2/ Pour la partie inconsciente, nous avons : Le phénomène de ballonisation du vagin pelvien (moteur), avec ses conséquences dont nous reparlerons.

Mais, ceci est la partie motrice de la sexualité inconsciente, direz-vous. Et la partie sensible, quelle est-elle ? On en a déjà parlé, mais, patience ! On en reparle tout de suite !

Regardons plus précisément, à la lumière de ce qui précède, comment se déroule l'acte sexuel du point de vue anatomique :

3.1 L'ensemble Urétro-Clitorido-Vulvaire pour la partie consciente de la sexualité

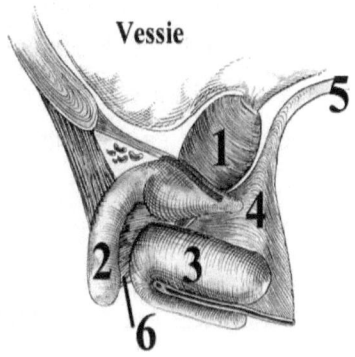

Il est formé par tous les corps érectiles que nous venons d'étudier, et qui ont des rapports très étroits entre eux (ils sont représentés, ici, en relief). Ils ont aussi des rapports intimes avec les muscles qui peuvent se contracter au cours du coït et de l'orgasme. Nous ne les avons pas représentés sur ce schéma, mais nous avons vu sur la coupe de face qu'ils tapissaient ces corps érectiles. On comprend de ce fait, que leur contraction induira la sollicitation des zones sensibles sexuelles conscientes.

Leur action va entraîner, nécessairement, une certaine excitation. On en reparlera plus tard, mais dès à présent, nous devons savoir que, parfois, la femme, la petite fille a tendance à refouler ses sensations sexuelles. Cela est parfaitement connu en psychanalyse.

Dans ces cas-là, elle n'aura pas tendance à faire fonctionner ses muscles consciemment. Et si les muscles ne fonctionnent pas depuis que cette femme est toute petite, ils auront tendance à s'atrophier et à ne pas être fonctionnels quand elle sera adulte. Ceci explique que cette femme aura, adulte, de véritables orgasmes, mais sans contraction de ses muscles périnéaux (puisqu'ils sont totalement atrophiés).

3.2 Le phénomène de ballonisation pour la partie inconsciente de la sexualité

Ce schéma, vu de face, montre un vagin au repos (à gauche) et ballonisé (à droite).

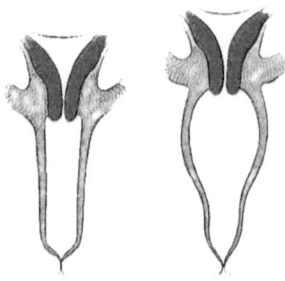

Phénomène de ballonisation du vagin.

Nous avons vu que cela était lié à la congestion des veines autour du vagin, lorsqu'il y a excitation sexuelle. Nous avons vu que ce vagin se contracte aussi pendant l'orgasme, ce qui est la réponse motrice.

Pour la partie sensible du vagin inconscient, nous rappelons une des propriétés de ses fibres musculaires : à partir d'un certain degré de distension, elle se comporte comme une fibre sensitive qui va faire se contracter la fibre musculaire voisine, et ainsi de suite ce qui fait que le vagin inconscient se contractera.

C'est comme pour la vessie, comme pour l'intestin distendu par les aliments qu'il contient après qu'on les ait ingurgités.

Ce seuil d'excitation sera atteint par la ballonisation, mais peut être aussi atteint par le sexe de l'homme ; et pourquoi pas, par son éjaculât.

Nous devons reconnaître que nous n'avons pas encore assez d'éléments objectifs confirmant, certainement, le fonctionnement de ce vagin inconscient. Mais, en clinique, cela se comprend (comme nous le verrons lors de l'étude des réponses de la sensibilité sexuelle de la femme). Et, c'est totalement en accord avec les données fondamentales de la science.

4. Comment ça marche

Ce chapitre se propose d'étudier les réactions sexuelles d'une femme dont la sexualité est épanouie. Comme la plupart d'entre nous ! C'est surtout anatomique.

Mais, précisons certaines choses avant d'entrer dans le vif du sujet (re : humour limited).

4.1 D'abord, on aimerait comprendre ce qui fait la différence entre le clitoris et le vagin.

Avec en arrière-pensée, que le clitoris serait le reste d'un pénis (c'est de la psychanalyse de comptoir). Il est donc intéressant de savoir comment est constituée la verge (c'est l'autre terme du pénis, de la queue, de la bite, de la zigounette, de Popol)

Du point de vue anatomique, le schéma de la verge ci-contre (extrait du manuel « Rouvière » qui est « la bible » des anatomistes) montre des mots que nous avons déjà entendus chez la femme.

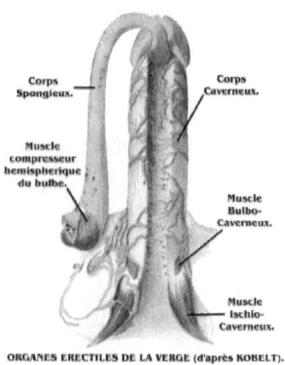

ORGANES ERECTILES DE LA VERGE (d'après KOBELT).

Les corps caverneux durcissent et permettent l'érection de la verge. Leur équivalent chez la femme est, sans aucun doute, le clitoris.

Mais, il y a aussi, le gland de la verge et le corps spongieux qui sont, tous deux, aussi, des organes érectiles ; mais, qui ne durcissent pas, comme les corps caverneux. Et, leurs équivalents chez la femme sont les bulbes vestibulaires de chaque côté de l'orifice vulvaire.

Donc, si on doit rechercher une analogie anatomique entre l'homme et la femme, ce n'est pas entre le clitoris et le pénis, mais entre le pénis et la partie basse du vagin, c'est-à-dire la partie consciente du vagin (le vagin périnéal). C'est anatomique ! Ceci doit être précisé, histoire de ne pas survaloriser le clitoris et refouler l'entrée du vagin, c'est-à-dire, la vulve, la chatte, les lèvres, la fente.

4.2 Ensuite, on voudrait en savoir un peu plus, sur le point G

On ne parlera de son équivalent chez l'homme qui semblerait être la prostate, parce que parler prostate signifie : âge avancé, cancer, rétention d'urine, fuites urinaires... c'est-à-dire tout autre chose que sexualité.

Historiquement, c'est en 1950 que Grafenberg (initiale : G) écrivit un article sur le « rôle de l'urètre dans l'orgasme féminin ». C'est en 1995 (photo ci-dessous) qu'il a été visualisé pour la première fois, grâce à l'échographie. Sur cette photographie de profil de l'appareil génital de la même patiente, on voit, entre les deux croix, cette tache brune.

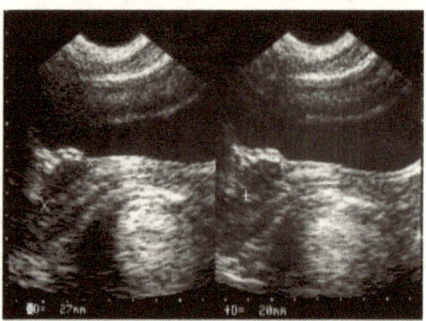

Elle est plus grosse sur le cliché de gauche, parce que sur le cliché de droite, la photographie a été prise au repos, alors que le cliché de gauche a été pris après avoir demandé, à la patiente, de serrer et relâcher plusieurs fois les fesses (souvenons-nous que tous ces organes érectiles sont intimement entourés par les muscles du périnée). Si, elle se modifie à la sollicitation mécanique, c'est bien un organe érectile.

Et, cette zone existe bien chez toute femme, comme le montrera l'étude sur la sensibilité normale de la femme.

Il y a peu de temps, certaines personnes affirmaient, d'une façon presque péremptoire , qu'il n'existait pas chez toutes les femmes. Ceci est une absurdité ! C'est, comme imaginer qu'il peut y avoir des êtres humains avec un nez et d'autres qui en seraient, naturellement, dépourvus. Non ! Le point G existe chez toute femme.

Sur plus de 400 femmes, la palpation de cette zone, lors de l'examen gynécologique, entraîne une sensation agréable 8 fois sur 10 et, cette sensibilité agréable leur est connue dans 90% des cas.

Et, puisqu'on en est à l'historique de la sexualité, il faut, aussi, savoir qu'en 1844, Kobelt décrivit un réseau nerveux dans la région du périnée de la femme qui serait diffus, mais se localiserait préférentiellement entre le clitoris et l'orifice extérieur de l'urètre (6 : sur le schéma de l'ensemble Urétro-Clitorido-vulvaire).

Cette zone, que l'on pourrait baptiser point K, correspond, chez l'homme, à cette zone hyper excitable située juste sous le frein de la verge en érection, que nous connaissons tous.

Sur une centaine de patiente (la recherche de cette sensibilité étant plus récente) dont cette zone a été examinée, 8 sur 10 reconnaissent à cet endroit-là, une sensibilité agréable… connue.

4.3 Enfin, on voudrait savoir si elle jouit et, comment elle jouit

C'est une importante question… Mais, est-elle bien essentielle ? Dire que la question est importante, peut être un point de vue plutôt masculin, alors que s'interroger sur son caractère essentiel serait plutôt féminin. Expliquons-nous, parce que c'est très important pour comprendre la sexualité de la femme.

Il y a une différence « essentielle » entre l'homme et la femme concernant l'orgasme. « Essentielle » doit être entendu, ici, littéralement, c'est-à-dire comme constituant son essence.

L'acte sexuel a pour fonction « essentielle » la fécondation.

La différence entre l'homme et la femme sur cette essence de fécondation n'est pas mince. En effet, pour que l'homme féconde, il doit éjaculer. Donc, il doit jouir. Pour l'homme, son propre orgasme est donc « essentiel ».

Pour la femme, son propre orgasme n'est pas essentiel, car son ovulation n'est généralement pas directement dépendante de son orgasme, mais du moment de son cycle.

Ainsi, l'homme sera potentiellement fécondant chaque fois qu'il jouira, donc, pratiquement à chaque rapport ; alors, que la femme ne sera pas fécondable à chaque rapport. Sur un mois, elle n'est fécondable qu'une seule fois, dans une fenêtre de 24 heures. Et, même, pendant ces 24 heures, il faut que le partenaire ait éjaculé, donc jouit en elle.

Ainsi, pour l'homme, (mais, aussi, en un certain sens pour la femme), l'orgasme de l'homme est plus important du point de vue de l'essence des choses que l'orgasme de la femme.

On doit répéter que ceci est capital dans la compréhension de la sexualité de la femme. D'ailleurs, cette prise de conscience masculine rend audible le témoignage de ces patientes, sur le caractère non essentiel de l'orgasme féminin pour la femme :

- « Par moment, il y a des rapports que j'ai appréciés, même si je ne sais pas si j'ai vraiment eu un orgasme ».
- **« Des fois, j'apprécie même un rapport sans jouir ».**
- **« Et une femme peut se sentir aussi bien d'avoir beaucoup de plaisir, sans pour autant arriver à l'orgasme ».**

Nous comprendrons toute l'importance de cette réalité dans le chapitre :
« Pourquoi ça ne marche pas ».

Ceci n'apporte pas de réponse directe à la question posée sur la nature de l'orgasme féminin, parce que poser le problème de cette façon ne peut donner de réponse correcte, parce que l'orgasme féminin peut parfaitement être identique à l'orgasme masculin, comme il peut lui être très différent. La réponse se trouve plus loin.

Mais, dès maintenant, on peut aborder différemment la bipolarisation culturelle de la sexualité féminine entre son clitoris et son vagin.

4.4 La « bonne » différence entre le clitoris et le vagin.

C'est la réponse aux questions suivantes : Comment jouit une femme ? Est-ce avec le clitoris ? Est-ce avec le vagin ?

Alors que pour nous, les hommes, tout se passe au niveau de la verge, chez la femme, les choses semblent se compliquer. Mais, en fait, c'est la même chose, parce que l'éjaculation chez l'homme est quelque chose d'inconscient (on ne la contrôle plus à partir d'un certain moment). De ce point de vue, la différence entre une femme qui se dit clitoridienne et une autre se disant vaginale est que les sensations clitoridiennes sont conscientes, alors que les sensations vaginales sont, elles, inconscientes.

Mais, si on se souvient de l'anatomie, et de la différence entre le vagin conscient périnéal et inconscient pelvien, on comprend qu'à l'entrée de la vulve, les bulbes vestibulaires sont aussi des corps érectiles, comme le point G et, ils sont conscients.

Ce surinvestissement clitoridien peut être culturel, mais aussi anatomique, ne serait-ce que parce que le clitoris est externe, alors que les bulbes sont vestibulaires (le vestibule est ce qui est juste avant d'entrer dans une maison) et le point G est interne.

-La différence entre ce qui est conscient et inconscient dans la sexualité se comprend mieux, si on regarde ce qui se passe lors de notre alimentation. Apprécier un bon mets appartient au système conscient.

Par contre, la sensation de réplétion gastrique à la fin du repas appartient, elle, au système inconscient, même si consciemment ça nous est agréable.

-Il faut comprendre, aussi, que le plaisir clitoridien peut être solitaire, alors que le plaisir vaginal a besoin de l'autre, donc de la pénétration. Le plaisir vaginal suppose, de plus, une intrusion dans le corps, dans l'intimité de la femme, contrairement au plaisir clitoridien.

-Des réponses ci-dessous, il semble que le plaisir clitoridien, au bout d'un certain temps, devient impossible... Alors, que le plaisir vaginal peut durer beaucoup plus longtemps (nous en reparlerons à propos de l'orgasme).

Abordons maintenant la sexualité normale. Le plan ce chapitre, où tout se passe bien, est le suivant. On étudiera d'abord la sensibilité sexuelle féminine, puis l'orgasme féminin.

Mais, comme pour nous, la sexualité intéressante de la femme commence par le premier rapport. Nous commençons donc, par l'étude du premier rapport sexuel, lorsqu'il se passe bien.

5. Les réponses des patientes.

5.1 Le bon vécu du premier rapport

Pour nous, les hommes, le premier rapport est souvent une sorte d'exploit, une forme d'initiation, où l'on a tout à gagner. Il en est de même pour la femme, lorsque ça se passe bien:

La question posée est : **Comment s'est passé votre premier rapport sexuel ?**

- « J'avais envie, mais j'avais peur. Ça s'est très bien passé ».

- « Je venais d'arrêter la pilule et j'avais envie d'avoir des rapports ».

- « La première fois, pour moi, c'était très bien, nickel, impeccable ».

- « Excessivement agréable. Partenaire extraordinaire. C'est moi qui ai demandé le premier coït ».

- « C'était le bon moment. Ça s'est bien passé ».

- « Il avait dix ans de plus que moi. C'est moi qui ai pris l'initiative ».

- « Volontaire ».

- « Voulu ».

- Premier rapport quatorze ans. Trop tôt? « On ne peut pas dire, parce qu'en étant formée à l'âge de neuf ans... Pour moi non ».

- Premier rapport à quinze ans. « J'étais prête ».

- « J'étais grande, 17 à 18 ans, je ne sais plus ».

- Premier rapport à quinze ans. **« J'étais mûre de bonne heure ».**

- Préliminaires sexuels avant le premier rapport ? « Oui, avec mes sœurs, mes frères aussi, vous savez bien ».

- Premier rapport à quatorze ans. « Préliminaires avec d'autres partenaires un an avant ». Trop tôt? « Je ne sais pas. J'avais envie de découvrir ».

<u>A partir de là, une grande différence statistique entre l'homme et la femme</u>

- « Mon premier amour ».

- Premier rapport à 14 ans et demi. Trop tôt? « En tous cas, je ne regrette pas. Peut-être trop tôt parce que c'est jeune, on n'est pas encore adulte ... Une relation très longue avec quelqu'un qui m'a donné beaucoup ».

- « Quand j'ai rencontré mon copain ».

- « Quand on s'est mariés. Avec les autres, ce n'était pas vraiment des rapports ».

- « Avec mon mari ».

- « Avec mon mari, le seul que j'ai eu. Il me touchait les seins, le corps, mais pas en bas. J'étais très timide, donc pas de caresses sexuelles avant ».

- Préliminaires sexuels ? « Oui, c'était mon mari. Il est très tendre ».

- « Avec mon mari actuel qui a mis trois mois à se décider ».

- « Ça faisait deux ans que je le connaissais, c'était le père de mes deux enfants ».

- « La première fois, ce n'est pas passé. La deuxième fois, on m'avait dit de boire un petit coup, et c'est passé. Mon premier rapport, c'est mon mari. En fait, je n'ai connu qu'un seul homme sexuellement ».

- « A quatorze ans, avec le papa de mes enfants ».

- « Le jour du mariage ».

- « Je n'ai connu que mon mari ».

- « A 21 ans quand je me suis mariée avec mon mari ».

- « Au mariage. Je voulais rester vierge au mariage ».

- Premier rapport à 15 ans et demi. « J'ai connu mon mari très jeune ».

- « Le père des enfants ».

- « C'est mon premier mari qui m'a dépucelée. J'avais 19 ans ».

Y-a-t-il beaucoup d'hommes qui disent que leur premier rapport, c'était avec la mère de leur enfant. On se souvient, comme dit Georges Brassens de la première fille qu'on a pris dans ses bras. Qu'elle puisse devenir la mère de nos enfants n'était pas, vraiment, notre motivation principale.

La question est libre, c'est-à-dire que la question n'est pas : Est-ce avec votre mari que vous avez eu votre premier rapport sexuel ? Non ! La question est : Comment s'est passé votre premier rapport sexuel ?

Y-a-il beaucoup d'hommes qui parlent de cette stabilité du premier partenaire ? Vraisemblablement moins que pour une femme. Une question de confiance. Question de confiance en l'autre. Mais aussi question de confiance en soi, lorsqu'elle se dit prête.

En général, quand ça se passe bien, le plus souvent, pour la femme, ce n'est pas sur un coup de tête !

Quant aux jeux sexuels avec les frères et sœur, chacun le sait pour son propre compte, mais, il reste toujours dans l'inconscient collectif... Ce qui est un bien.

Ceci vaut la peine d'être dit, à notre époque où, sous couvert de transparence, on veut tout mettre sur la place publique, notamment ce qui doit rester dans les secrets de l'enfance, dans les alcôves de la famille, dans l'intimité des couples.

5.2 La bonne sensibilité sexuelle :

Passons maintenant à l'étude de la bonne sensibilité sexuelle. Bonne, signifie qu'elle est valorisante. Il ne s'agit pas, ici, de laisser entendre ou de vouloir faire croire qu'il y aurait un dogme auquel nul ne pourrait déroger. Non ! Les informations données, ici, sur l'anatomie de la femme sont confirmées par les réponses des patientes aux questions suivantes :

Q-1 : Vous considérez-vous comme clitoridienne, vaginale, les deux, ni l'un ni l'autre ?

Q0 : Avez-vous une sensibilité agréable dans le vagin ?
Q1 : Si oui, à quel endroit du vagin ?
Q2 : Plutôt au fond, à l'entrée, devant, derrière ?

Q3 : Avez-vous entendu parler du point G ?
Q4 : Connaissez-vous votre point G ?

5.2.1 D'abord les résultats chiffrés :

Dans les quelques chiffres donnés ici et plus loin, on est surpris par l'importance des « réponses incertaines » (inclassables) ou « je ne sais pas » (paroles des patientes). Ce qui veut bien dire que si on ne comprend pas tout, elles non plus.

790 patientes (sur 928) se disent :

Clitoridienne : 296 fois (37,5%)
Vaginale : 156 fois (19,7%)
Les deux : 263 fois (33,3%)
Ne sait pas : 19 fois
Ni l'un ni l'autre : 12 fois (1,5%)
Incertitude : 47 fois

Connaissez-vous votre point G ? 524 patientes

Oui : 102 fois (19,5%)
Non : 352 fois (67,2%)
Incertitude : 70 fois

Lors de la palpation du sphincter de l'urètre, quelle sensibilité avez-vous reconnue ? 413 patientes.

Sensibilité agréable connue : 286 fois. (70%)
Sensibilité agréable inconnue : 55 fois. (13,3%)

Aucune sensibilité : 27 fois. (6,5%)
Désir mictionnel : 8 fois.
Douleur : 5 fois.
Réponse incertaine : 32 fois.

82,6% des patientes examinées reconnaissent une sensibilité agréable à l'entrée du vagin en regard du sphincter de l'urètre.

Alors que 67,2% des patientes interrogées disent ne pas connaître leur point G !

Il y a un gros décalage entre la réalité de la connaissance de leur point G et leur vécu qui est beaucoup moins favorable. Peut-être à cause du fantasme d'un point G miracle, extraordinaire, qui n'existerait que chez certains supers femelles et, dont elles ne seraient pas.

Méta-communication : Introduction de la notion d'inadéquation entre la réalité des choses et l'idée qu'on s'en fait et de fantasmes, notions qui interviennent fortement dans la sexualité et dans ses troubles.

Poussons un peu plus le bouchon : exemple de fantasme : le bouc émissaire. Explication intellectuelle : Un fantasme est une projection imaginaire. Le bouc émissaire est l'exemple typique de projection imaginaire. On transfert sur lui nos fautes, avant de l'envoyer au désert. Ainsi, depuis toujours, l'humanité se libère provisoirement de ses fautes.

Lors de la palpation du point K, quelle sensibilité avez-vous reconnue ?
75 patientes.

Sensibilité agréable : 61 fiches
Douleur : 6 fiches
Incertitude : 5 fiches
Aucune sensibilité : 3 fiches (4%)

81,3% des patientes examinées reconnaissent une sensibilité agréable à l'entrée du vagin en regard du réseau intermédiaire de Kobelt.

Les commentaires parlent d'eux-mêmes. Il est intéressant de prendre conscience que « le buzz » entretenu sur la sensibilité sexuelle introuvable ou dichotomisée entre le clitoris et le vagin, ne correspond pas vraiment avec la réalité de la connaissance qu'ont les femmes de leur sensibilité sexuelle, vaginale notamment.

5.2.2 Voilà les principales réponses qualitatives :
- « Les deux sont liés; c'est un complément ».
- « Plus rapidement clitoridienne ».
- « Au début, au niveau des lèvres ».
- « A deux, trois centimètres de l'entrée ».
- « A la cime. Au niveau du col, au niveau de l'utérus. C'est un jeu pendant le rapport ».
- « Le point G... Avec mon ami, ça part dans tous les sens ».

- « C'est au frottement ».

- « C'est plutôt l'effet de va et vient ».

- « Lors de la pénétration, lors des mouvements ».

- « Bizarrement, depuis que j'ai connu mon mari, 50/50. Pendant trente-trois ans, j'étais clitoridienne ».

- Q-1? « Au début, les deux ; maintenant c'est plus la pénétration ».

- « Je commence à être vaginale avec mon mari, c'est mieux » .Q2? « Au moment où il me pénètre et, après, quand il est bien rentré ».

- « Le plus grand plaisir se trouve au moment de la pénétration. La première ».

- « Moi, ce que j'aime, c'est la pénétration ».

- Q1? « Quand il est entièrement en moi ».

- « Quand il rentre dans moi. Au fond ».

- « C'est quand il est bien dans moi ».

- « Carrément au fond ».

- « Quand il me pénètre ».

- « Au début et à la fin ».

- « Extérieur et après intérieur ».

- Q-1? « Les deux, chaque chose en son temps ».

- « A l'entrée, et après au fond ».

- « Au départ à l'entrée, et à la fin au fond ».

5.2.3 Commentaires sur la bonne sensibilité sexuelle de la femme

La bonne réponse sur la sensibilité sexuelle de la femme est :

« Au départ à l'entrée, et à la fin au fond »

En effet, au début du rapport, c'est la sensibilité consciente qui est sollicitée et à la fin, la sensibilité inconsciente. Parce que ça va de dehors en dedans. On peut prolonger cette profondeur et la comparer à notre démarche sexuelle, inverse de la femme, qui veut que ce soit le sperme à l'intérieur des testicules qui va vers l'extérieur.

Potentiellement, pour un homme ce qui compte, c'est surtout avant et pendant... Alors que pour une femme c'est peut-être pendant, mais, aussi, après (que ça compte).

Pour que le système inconscient fonctionne bien, il faut que la femme soit en confiance. C'est avec son mari que la femme se découvre vaginale et clitoridienne à 50/50 alors qu'elle avait été 30 ans « clitoridienne ». La différence, c'est qu'avec son mari, la pénétration est acceptée.

Quand elle est désirée, la pénétration est vraiment enrichissante pour la femme et on comprend une différence très réelle entre l'homme et la femme :

La femme aime être pénétrée.
L'homme aime pénétrer.

Il faut, ici, avoir en tête que si l'organe sexuel de l'homme est extérieur, donc visible, donc identifiable, le sexe de la femme est, lui, intérieur, donc invisible, donc méconnu... La crainte que « le loup soit dans la bergerie » ne peut exister chez nous... Et, si on « montre patte blanche », au moins, elle en verra la couleur.

Mais, quand on est pressé...

Alors, ne nous étonnons pas que la femme prenne le temps... Il faut qu'elle soit prête.

Cette importance de la confiance envers le partenaire est indispensable. Si, nous, nous n'avons pas confiance, nous n'avons pas d'érection et donc, pas de rapport. Pour la femme, ce n'est pas pareil, parce qu'elle peut très bien être pénétrée, quelle que soit son état psychologique.

L'importance de cette confiance envers l'autre était aussi à la base du bon vécu du premier rapport chez la femme. Mais, on enfonce des portes ouvertes !

5.3 Le bon orgasme

L'acte sexuel de la femme ne se limite pas au premier rapport, à l'étude de la sensibilité vaginale et de son orgasme. Mais, les autres éléments de mécanique sexuelle sont tellement liés à l'orgasme, qu'ils apparaitront, spontanément lors des réponses des patientes sur la manifestation de leur orgasme, que nous rapportons maintenant.

Si, nous parlons du bon orgasme, c'est parce qu'elle jouit.

Mais, qu'est-ce que le « bon » orgasme (avec la même réserve que sur la bonne sensibilité)?

Comment se manifeste son orgasme ? C'est la manifestation générale de l'orgasme

Y-a-t-il un orgasme officiel et des orgasmes accessoires ? La réponse est développée à propos des deux types d'orgasme féminin : l'orgasme goal dépendant et pleasure dépendant. Nous parlerons, à cette occasion, du principe de continence.

Y-a-t-il des manifestations aussi objectives et aussi visibles que l'éjaculation virile ? Parce que l'éjaculation est une décharge qui ne peut se produire que lorsqu'on jouit (en dehors des éjaculations survenant dans des conditions « anormales »). Chez la femme, ces manifestations objectives se résument, comme chez l'homme par des contractions sexuelles et par une émission de liquide sexuel.

5.3.1 Manifestations générales de l'orgasme

Après avoir posé les questions sur la sensibilité, des questions sur leur orgasme sont posées. Et, après la question : « Avez-vous des orgasmes ? » la question suivante est posée : « Pouvez-vous nous dire quelles sont les trois premiers mots vous venant à l'esprit concernant la manifestation de vos orgasmes » ?

5.3.1.1 Résultats chiffrées de 761 patientes interrogées:

Réponses positives sur la manifestation de leur orgasme. 252 patientes (33%).

Ce sont celles que nous rapportons ci-dessous

Réponses négatives sur la manifestation de leur orgasme. 66 patientes (8,5%).

Nous en développerons quelques-unes, dans le prochain chapitre à propos du « mauvais » orgasme.

Réponses incertaines sur la manifestation de leur orgasme. 372 patientes (49%).

Ce chiffre est donné car il montre qu'une fois sur deux (49%) la femme verbalise difficilement ce qui se passe quand elle jouit.

Parce qu'il y a doute, ne serait-ce que par le fait que ce n'est pas visible à l'œil nu, comme pour nous, où une érection, une éjaculation, ça s'est vu, ça se voit. Parce que, quand ça se passe, le temps n'est pas à l'analyse. Parce que c'est intérieur et, peut-être caché.

Cependant, la majorité des patientes dit avoir des orgasmes. Ce n'était certainement pas le cas avant la libération sexuelle ! Il s'agit, là, d'une affirmation totalement gratuite. Il n'y a pas d'études analogues. Mais, est-ce parce qu'il n'y avait pas d'études, que l'on doit en déduire qu'avant était certainement moins bien que maintenant ? Si cela est probable, cela n'est pas certain ! Et, à moins de vouloir prendre ses désirs pour des réalités, admettons, comme 372 patientes la relativité de certaines certitudes.

(Autres réponses sur la manifestation de leur orgasme. 73 patientes.)

5.3.1.2 Les principales réponses positives sur la manifestation de leur orgasme (252 patientes).

Plaisir, bien-être détente, extase, abandon sont les termes rapportés assez souvent. Tout comme : fourmillements, frissons, électrique, violent, fort...

D'autres réponses sont plus personnelles :

- « Plaisir, oubli, libération, sentiment de liberté ».
- « Vivant. Je ne sais pas comment expliquer ».
- « Lâcher prise ».
- « Envie. Bonheur. Repos. Le fait que je me sente bien ».
- « Abandon. Plaisir. Partenaire ».
- « Jardin de fleurs. Nuit étoilée. Fête ».
- « Comme un feu d'artifice. Très court et bien être. Enfin, très court, ça dépend ».
- « Frissons; épanouissement. Rose ».
- « Plaisir. Joie. Délivrance ».
- « Le top, l'extase, cool ».
- « Pas moi-même. Je vois des étoiles ».
- « Plaisir intense. Abandon et paix après ».
- « Etincelles ».

- « Sensationnel. Jouissance profonde ».
- « Forte montée d'adrénaline ».
- « Plaisir, détente, adrénaline ».
- « Plaisir, bien être et rires ».
- « Impression d'être comme une fleur qui s'ouvre. Grand bonheur qui arrive des fois à me faire pleurer ».

Toutes ces réponses sont éminemment subjectives. Nous, on n'a jamais vu de feu d'artifice…

Et pour la nuit étoilée, on a plus souvent la face tournée vers la terre, le sable ou le gazon. Enfin, pendant ces moments-là, on n'a jamais senti le parfum des fleurs, même dans le songe d'une nuit d'été.

En revanche, on est plus réceptif aux réponses suivantes. Ça nous parle plus !

<u>Juste avant l'orgasme</u>

- « Ça vient progressivement, et après, on ne contrôle plus ».
- « Ça commence doucement, et quand ça commence à monter… On sent arriver ».
- « Dans l'élan, je demande une vitesse accélérée ».
- « Je deviens agressive; j'ai envie qu'il me pénètre ».

- « J'ai la sensation d'avoir besoin après d'être pénétrée ».

- « J'aime ça. Ça me fait plaisir ».

- « Incapacité à se retenir lorsqu'on ne peut plus se contrôler ».

- « Envie très forte d'aboutir à quelque chose… ».

- « Encore. Fort. Je t'aime ».

- « Je sens arriver le plaisir qui éclate. Quelque chose qui éclate en moi ».

- « Envie qui explose; aller plus loin, plus vite, plus fort ».

- « Quelque chose qui remonte, mais pour expliquer ça, c'est dedans. C'est comme si tu as la force de tout, et quand c'est fini, ça y est » .

L'orgasme

- « Moi, ils viennent vite, à peine au toucher ».

- « Je peux juste me frotter dix minutes et je l'ai pris ».

- « Ca fait très bien. Ça réagit assez vite ».

- « L'orgasme arrive plus vite, si je suis plus excitée ».

- « Très bien; c'est rapide ».

- « Rapide au moment où ça arrive. Extase. Il y a pénétration après l'orgasme ».

- « Rapidement ».
- « Agréable. Rapide. Intense ».
- « Intense, soudain, plaisir et délicieux ».
- « C'est brusque ».
- « Ça commence à monter fort; ça explose; ça dure quelques secondes, et ça passe ».
- « Intense, agréable... De toute façon, j'ai toujours aimé le sexe ».
- « C'est bon; agréable; je veux plus ».
- « Je suis bien. Je n'ai pas envie que ça s'arrête ».
- « Intense. Ça s'arrête d'un coup ».
- « Genre d'explosion ».
- « Explosion; bien être; plaisir ».
- « Plaisir brutal, trop court, rapide ».
- « Il parait que je parle beaucoup. Mais, je ne m'entends pas ».
- « Puissant. Indispensable. Fatiguant ».
- « Très intense, formidable, et qui me fout à plat ».
- « Plaisir jusqu'à ne plus pouvoir me tenir ».
- « Depuis qu'on m'a enlevé l'utérus, c'est l'apothéose. Je ne sais pas si c'est normal ».

- « Quand j'ai vraiment un bon orgasme, toute l'énergie sort par la tête... Et mes yeux vont tout en arrière; ça me fait loucher ».

- « ... Je l'extériorise ».

- « J'arrive à mieux sentir lorsque je jouis ».

- « Une poussée pour après un relâchement ».

- « Je ne sais plus où me mettre. Trembler un peu de partout ».

- « Tous les deux en même temps. Plus ou moins fort ».

- « Qu'il faudrait le faire plus souvent. Un grand bien être ».

- « L'envie d'arriver au bout ».

- « Je suis presque à tomber dans les pommes. Je ne vois plus rien ».

- « Une vague, une déferlante. Puissance. Bien être ».

- « Une vague dans tout le corps ».

- « Une vague. Intense. Plaisir ».

- « Ça me fait du bien. Je ne pense plus à rien.... ».

- « Des fois à en pleurer. Il y avait fait plus fort que d'habitude ».

- « Tremblements. Je ne contrôle plus aucune réflexion. Je suis seule avec moi ».

- « Ce moment d'orgasme, c'est un moment de solitude ».

- « Ça me dépasse. Au niveau spirituel, ça m'a apporté beaucoup... Un petit peu un état de transcendance ».

- « Ce n'est pas moi qui contrôle mon corps, c'est mon corps qui me contrôle. Quand c'est fini, je ne désire plus. J'ai envie de dormir ».

<u>Après l'orgasme</u>

- « En nage. J'ai les cheveux mouillés, comme si je sortais de la douche ».
- « Je jouis assez longtemps ».
- « C'est tellement intense, qu'il ne faut pas que ça dure trop longtemps ».
- « J'ai envie qu'il reste comme ça. Il y a plein de choses qui se passent » .
- « Envie que ça recommence. C'est électrique, quoi! Et ça dure. Et c'est bien ».
- « Je préfère le soir, car après pour moi, c'est dormir ».
- « Je me sens apaisée après, libérée de quelque chose ».
- « Plaisir, donner le plaisir et donner le plaisir à le faire ».
- « Qu'on ne devrait jamais vivre sans. Très fort. Indispensable à la vie ».
- « Un genre de néant qui arrive tout de suite après ».

5.3.1.3 Commentaires

Là, on voit bien que ça marche. Mais, en bons mécaniciens que nous sommes, nous aimerions nous raccrocher à quelque chose de plus palpable, de plus objectif...

De plus physique ! Nous y venons.

Il y a deux phénomènes objectifs et perceptibles par l'homme dans l'orgasme féminin : les contractions orgasmiques et l'émission de liquide, dont la forme caricaturale est la femme fontaine.

Mais, avant de parler des contractions périnéales et de l'émission de liquide, il peut être intéressant d'introduire une notion qui n'est peut-être pas dans la tête de tous et dont on a parlé, tout à l'heure. C'est le type d'orgasme féminin.

Timmers, un sexologue américain les a baptisés ainsi : l'orgasme « goal dépendant » et l'orgasme « pleasure dépendant ».

En restant plus classique, les anciens auteurs parlent plutôt de « vallée de l'orgasme » si pleasure dépendant et de « sommet de l'orgasme » si goal dépendant. Explication :

5.3.2 Type d'orgasme : Orgasme goal et pleasure dépendant

Chez l'homme, une fois la verge en érection, la sollicitation mécanique aboutit à la décharge orgasmique faite de contractions périnéales et d'éjaculation.

Ça, c'est le bon orgasme chez l'homme. C'est l'orgasme appelé par les américains : l'orgasme « goal dépendant ».

Le but, c'est l'éjaculation.

Chez la femme, il y a certes, cet orgasme goal dépendant, mais il y en un autre appelé, par Timmers, l'orgasme « pleasure dépendant ».

C'est, lorsque la jouissance, au lieu de se finir en apothéose unique (« la petite mort » des grands poètes, un peu « intellos»), rentre dans un cercle et tourne dans ce cercle plus ou moins longtemps.

L'homme est toujours goal dépendant. Il n'est pleasure dépendant que de façon très exceptionnelle, et le plus souvent au début de sa vie sexuelle. Le terme « mitraillette » convient, alors, assez bien.

Mais chez l'homme uniquement... Parce que chez la femme, ce serait plutôt la « woman touch ».

Parce que la femme peut être goal dépendant, ou pleasure dépendant, ou, comble d'injustice et d'inégalité homme/femme, goal et pleasure dépendant.

Souvenons-nous : Goal dépendant, un seul but. Pleasure dépendant, « qu'il est long, le chemin... » (Comme quand elles font les courses).

5.3.2.1 D'abord des chiffres

Plus de 500 femmes été interrogées sur leur type d'orgasme :

- une femme sur quatre dit être pleasure dependant (25%). C'est le chemin qui compte.

- une femme sur dix dit être goal et pleasure dépendant (10%). C'est le chemin et le but qui comptent.

- une femme sur deux dit être goal dépendant (50%). C'est le but qui compte.

5.3.2.2 Voilà les principales réponses à la question :

Etes-vous goal dépendant, pleasure dépendant, les deux, ni l'un ni l'autre ?

Bien sûr, lorsque nous posons cette question, le schéma ci-dessus permet d'expliquer la différence entre les deux orgasmes :

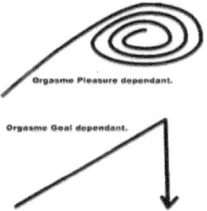

Orgasme Pleasure dependant.
Orgasme Goal dependant.

Orgasme pleasure dépendant :

- « J'en ai mal au ventre quand j'ai des rapports ».
- « J'en ai un, mais, après, on continue pour en avoir un autre ».
- « Autant je jouirais trois à quatre fois, mais après avec la main ». Masturbation? « Une à deux fois, comme ça, avec mon mari. Toutes les une à deux minutes, j'avais envie d'avoir du plaisir ».
- « Ça monte progressivement; une fois que c'est arrivé, c'est arrivé. Et puis, ça revient, ça fait des pics en dent de scie ».
- « Je dirais plus que je rentre dans le cercle ».
- « Oui, ça tourne ».
- « Sensation d'être dans le cercle, même quand il est parti ».
- « Ça monte tout doucement et une fois qu'on y est, ça peut rester ».
- « Parce qu'après, ça ne s'arrête pas ».

- « Pendant la masturbation, moi je me connais par cœur et je peux tourner, tourner. Et pendant le rapport, ça monte et ça descend ».

- « Ce n'est pas toujours régulier, mais c'est le plus souvent pleasure ».

- « C'est par intermittence. Quand ils reviennent, ils sont plus forts ».

- Principe de continence pratiqué. « Et généralement, le dernier, il est toujours meilleur que les autres ».

- « Je suis capable d'avoir plusieurs orgasmes, les uns derrière les autres ».

- Principe de continence ? « Non, mais j'aime bien l'avoir (l'orgasme) quitte à recommencer tout de suite après ».

- « Avec des pics. J'arrive à avoir plusieurs orgasmes l'un après l'autre. Pas toujours, hélas ... Quand mon partenaire peut aussi tenir le coup ».

L'homme, essentiellement goal dépendant, pourrait penser que cet orgasme pleasure dépendant serait moins bon que le seul, l''unique orgasme goal dépendant, où on donne tout ce que l'on a. Mais, pour certaines femmes, c'est l'orgasme pleasure dépendant qui les valorise le plus...

Jusqu'à en avoir mal au ventre. Alors, si elles sont les deux !

Orgasme goal et pleasure dépendant

La réponse : « **ça dépend des fois** » est plusieurs fois retrouvée. D'autres réponses sont plus personnelles :

- « Je jouis par paliers, en gardant le meilleur pour la fin ».
- « Ça dépend du moment, d'affection, de plaisir ».
- « Je ne peux pas dire que je préfère ça ou ça ».
- « Personnellement, je préfère pleasure dependant ».
- « Des fois, elle va partir; ça va durer vingt à trente secondes. Des fois, sa jouissance va devenir plus étalée ». Dixit le mari.
- « Ça peut être deux ou trois petits et puis un grand. Ce n'est pas du tout constant ».
- « En principe un seul. Mais, c'est arrivé d'en avoir deux ou trois petits avant d'arriver à un grand seul ».
- « Les deux me sont arrivés, mais plus souvent goal ».
- « Maintenant, c'est plutôt goal (Note perso : la patiente semble dire cela avec regrets). Avant c'était plutôt pleasure ».
- « Je crois que j'ai vécu les deux. Des fois, c'est très agréable, ça monte et ça ne dure pas longtemps ».
- « Je ne jouirais qu'une fois, mais avant je prends du plaisir ... j'aime la séduction ».
- « Il faut vraiment y travailler pour l'atteindre vraiment. Pleasure au début qui finit par Goal ».

- « Si après le premier orgasme ça continue, il peut y en avoir d'autres ».
- « Goal le plus souvent. Mais, des fois, j'ai un orgasme et je lui demande de recommencer, parce que j'ai envie ».
- « Plutôt goal dépendant... En fait ça dépend des fois, si on fait plus de préliminaires, c'est alors pleasure dépendant ».
- « Clitoris goal dépendant, et vaginal, l'autre, le circulaire ».
- « Plutôt goal quand clitoridienne, sinon les autres c'est plutôt pleasure. L'orgasme clitoridien, si ça monte et que ça s'arrête, c'est fini ».
- « Le matin, je serais plutôt goal ».
- « Quand il est sur moi pleasure dépendant, et quand je suis sur lui goal. Quand je suis sur lui, j'arrive, avec le clitoris, à avoir des caresses avec sa verge. Pas tout le long du rapport, mais pour que ça arrive ».
- « Pleasure dépendant, mais les deux meilleurs orgasmes que j'ai eu, ils étaient goal dépendant ».
- « Quand j'ai vraiment l'orgasme : goal dépendant ».

C'est pour cela que la jouissance de la femme est plus importante que celle de l'homme comme le disait Tirésias (puisqu'il avait connu les deux types de sexualité).

Certes, à la fin de tout orgasme, il y a une phase de latence, réfractaire ou rien n'est possible. Chez nous, la disparition de l'érection est fatale, irréversible et, après, pour nous, c'est dormir.

Chez la femme, cette période peut être raccourcie, le temps que ça recommence et, ainsi de suite.

Mais, 60% des patientes sont goal dépendant (50% seulement goal pourrait-on dire, et 10% goal et pleasure dépendant)

Orgasme goal dépendant :

- « Un seul orgasme mais, avant, j'ai quand même du plaisir avant l'orgasme ».
- « Un seul orgasme qui ne correspond pas à l'éjaculation du partenaire ».
- « L'orgasme n'est pas forcément lié à l'éjaculation; il n'est pas systématique à chaque rapport ».
- « Ça s'arrête d'un coup ». « Il y a un plaisir en continuité et après un plaisir en profondeur ».
- « Un seul grand orgasme ».
- « Plutôt goal dépendant depuis toujours ».
- « Goal dépendant car je me fais jouir moi-même. Des fois, je lui fais des choses, et en me caressant, j'arrive à jouir ».
- « Goal dépendant par masturbation clitoridienne ».

- « Goal dépendant d'emblée ».

- « Maintenant, c'est plus rapide qu'avant ».

- « Moi, quand je me masturbe, j'ai un peu honte de dire ça, j'arrive à l'aboutissement ».

- « Ça monte, et quand on arrive au sommet, ça se termine... Parce que, c'est tellement bon, qu'il faut que ça se termine ».

- « Goal, parce qu'après, il ne faut plus me toucher ».

5.3.3 Principe de continence

Des patientes évoquent le principe de continence. De quoi s'agit-il ? Il s'agit du fait de se retenir avant d'arriver à l'orgasme, d'attendre un peu le temps que le seuil de non-retour se soit éloigné, et de recommencer l'activité sexuelle.
Pratiqué assez souvent chez l'homme, il est moins évoqué concernant la sexualité de la femme. Pourtant les réponses des patientes montrent qu'il est très important.

C'est un peu le principe de la batterie électrique. Si on charge une batterie totalement, quand elle se décharge, celle-ci sera bien plus forte que celles obtenues après des minis charges successives, chacune ponctuées de mini décharges qui seraient alors de plus en plus faibles.

On peut comprendre que l'orgasme pleasure dépendant pourrait être assimilé à ce mode d'action, mais, certaines réponses laissent entendre que leur batterie se chargerait et se déchargerait avec toujours la même intensité...

Et, même « en gardant le meilleur pour la fin ». Mais, c'est quand le meilleur ? C'est la fin.

Et, quand est-ce la fin ? Quand son partenaire jouit en elle !?

Le schéma ci-dessous explique ce qu'est le principe de continence :

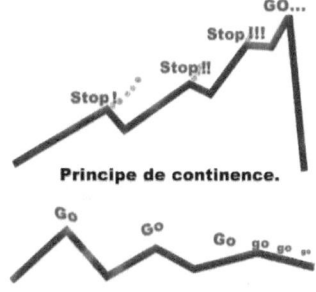

Principe de continence.

La question posée est : Faites-vous le principe de continence ?

5.3.3.1 D'abord les chiffres :

Plus de quatre cents patientes ont été interrogées sur cette pratique :

- Une patiente sur deux (50%) n'utilise pas cette méthode.

- Un peu moins (40%) la pratique.

On se doute bien que les 10% restant correspondent aux réponses incertaines sur la pratique de ce procédé.

5.3.3.2 Et, ci-dessous les réponses les plus parlantes des patientes :

<u>Pas systématique</u>

- « Quand je peux, oui ».
- « Pas à chaque fois, mais oui ».
- « Ça dépend de mon mari s'il est pressé ou pas, si moi je suis pressée ou pas ».
- « J'y arrive des fois, et des fois, non ».
- « Attendre tant qu'à faire … Enfin, ce n'est pas toujours facile ».
- « Ca dépend des moments, du partenaire. Quand je sens qu'il est sur le point d'y arriver, je ne m'attarde pas ».
- « Cà, je me le fais quand je me touche, toute seule ».
- « Ca m'arrive quand j'ai envie de jouir avec mon partenaire. Ce n'est pas systématique. Je n'ai pas envie de contrôler ».
- « Ca dépend. Si j'ai envie que ça s'arrête ou pas, si j'ai du temps devant moi. Egalement du partenaire, à quel stade il en est ».

- « Ca m'arrive; pour moi et aussi le partenaire qui a du mal à ... ».

- « Ca dépend des fois. J'arrive à contrôler. Des fois, je vais laisser faire et des fois je vais me retenir pour recommencer. Quand je me retiens, les sensations ne sont pas plus fortes ».

- « Peut-être pas assez souvent. Avec deux enfants, on est plus fatigué; on prend moins le temps de le faire ».

- La patiente ne connaissait pas ce procédé. Un an et demi après : « Les rapports sont beaucoup mieux. C'est venu tout doucement... Je me rends compte que je suis plus vaginale que clitoridienne ».

- « Le fait que ça monte, c'est beaucoup plus agréable que lorsque ça vient, on attend, ça revient. On va beaucoup plus haut; moins vite mais, plus haut. Mon mari a vu la différence. Il a compris que c'était mieux pour moi ».

<u>Pratique habituelle</u>

- « Souvent pratiquée ».

- « Ah oui. Bien sûr ».

- « Pratiqué tous les deux ».

- « Notre orgasme, on sait le retenir pour aboutir au final ».

- « Enfin, mon partenaire me le fait. Je lui dis d'arrêter... Quand je me masturbe aussi ».

- « Je le fais à chaque rapport. Je fais attention, car à un moment, il y a un risque de le laisser partir ».
- « Lui, il me le fait. Il caresse le clitoris, et quand il voit que je vais jouir, il s'arrête, il me dit : calme toi. Après, il rentre en moi, et c'est là où je jouis. Là, il arrête de me caresser lorsqu'il me pénètre ».

Prendre son temps a du bon

- « En général, oui, pour que ça dure un petit peu plus longtemps... Parce que, des fois, ça monte très vite ».
- « Je jouirais même rien qu'avec les caresses, si je pouvais; il faut que je me retienne ».
- « Des fois, si c'est rapide, je lui dis d'arrêter un peu pour que ça dure; c'est pareil pour lui. Quand c'est rapide, ça peut durer cinq minutes, mais si on a le temps, ça peut durer une demi-heure ».
- « Ça oui, je le fais, parce que mon partenaire fait la même chose. Des fois, un rapport vaginal, l'orgasme vient en quelques secondes ».
- « A se retenir pour que ça dure plus longtemps ».
- « Pour que ce soit encore mieux ».
- « Pour aller plus fort, après ».
- « Pour que ça dure plus longtemps, oui ».
- « Pour durer plus de temps, c'est plus de plaisir aussi ».

- « Quand je me fais attendre, en fin de compte, c'est meilleur. Il est plus long ».

- « Plus on attend, plus l'orgasme est bon ».

- « Quand il est long à venir, il est meilleur aussi ».

- « Ça m'est arrivé quelques fois, pour mon partenaire, pour attendre... de même l'inverse, pour chercher à accélérer l'arrivée à l'orgasme. Ça ne veut pas dire que chaque fois que je fais l'amour j'ai des orgasmes, pas du tout. Et une femme peut se sentir aussi bien d'avoir beaucoup de plaisir, sans pour autant arriver à l'orgasme ».

5.3.4 Les contractions orgasmiques :

Les choses se précisent avec les contractions périnéales. Ces contractions orgasmiques sont appelées les réponses motrices orgasmiques vaginales (RMOV).

Nous avons bien compris que ces contractions ne sont pas, à proprement parler des contractions du vagin, mais des muscles du périnée situé tout autour de la partie basse du vagin, dont on rappelle qu'elle est la partie consciente du vagin (on rappelle, aussi, que la partie haute du vagin est la partie inconsciente).

On rappelle (mais, est-ce, désormais, bien utile) que ces muscles conscients du périnée entourent les organes sensoriels tout aussi conscients de l'ensemble Urétro-Clitorido-Vulvaire.

« ... Des contractions... Ce mot ne me plait pas... Des spasmes ».

Spasmes, plus que des contractions... quand on est une femme.

Quand on est un homme, contraction, on sait ce que ça veut dire... Mais, un spasme...

Une femme doit bien savoir ce que ça veut dire ! Nous dirons donc, malgré le bémol féminin : Réponses Motrices Orgasmiques Vaginales.

Ces contractions sont bien réelles. Elles ont même ont été enregistrées par Carmichael en 1994 :

Il y en a deux sortes : soit une seule contraction (qu'on appellera tonique), soit plusieurs contractions qui peuvent aller jusqu'à plus de huit dans les cas les plus favorables (et, qu'on appellera cloniques).

Elles sont parfois évoquées spontanément par les patientes, lorsqu'on leur demande quels sont les trois premiers mots leur venant à l'esprit sur la manifestation de leur orgasme.

Le plus souvent elles sont la réponse à la question : Avez-vous des contractions lorsque vous jouissez ?

RMOV évoquées spontanément lorsqu'on interroge la patiente sur la manifestation de leur orgasme

- « Des spasmes dans le vagin; une dizaine ».
- « Comme une pression dans le vagin. Plus de huit pressions ».
- « Des contractions du vagin, et le bassin qui pousse ».
- « … Les muscles se rétractent au niveau du vagin ».
- « Ça se resserre à l'entrée. Je ne sens pas trop au fond ».
- « Ca contracte au niveau du vagin. Après la sensation de chaleur ».
- « Je sens des contractions au niveau du vagin ».
- « Une forte contraction du vagin de deux à trois secondes puis ça contracte deux à trois fois ».
- « Chaleur qui part du ventre et … Comme une contraction ».
- « … Sous forme de contractions ».
- « Bien être au maximum. Ça déclenche des contractions du vagin ».
- « Ça se contracte. Je suis déconnectée. S'il me parle ou quelques chose, ça s'arrête ».
- « L'impression qu'un petit kangourou saute dans mon vagin ».
- « Je ne respire pas pendant deux à trois minutes et je souffle. Il (Note perso : le partenaire) m'apprend au fur et à mesure le plaisir, avec les muscles de l'intérieur du corps ».

- « Spasmes. Apaisement. Larmes ». Le mari dit: « Ça c'est vrai ».

- « Contractions... Décontraction... **Contract and release**. Un mot de danse ».

- « Les cuisses se tendent. Tout qui se met à trembler. Le clitoris bouge dans tous les sens. Et après, une forte envie de faire pipi ».

Réponses induites

Les questions suivantes ont été posées à 764 patientes .

Avez-vous des contractions pendant l'orgasme ? Si, oui, à quel endroit ? Quel est leur nombre ?

5.3.4.1 Voilà les résultats chiffrés :

Absentes : 178 fiches (23,5%)

Toniques (une seule contraction) : 76 fiches (10%)

Contractions cloniques (plusieurs contractions): 321 fiches (42%)

Cloniques (nombre incertain) : 60 fiches

Cloniques (inférieures à 4) : 60 fiches

Cloniques 4 à 7 : 175 fiches

Cloniques plus de 8 : 26 fiches

Donc, une femme sur deux (42%+10%) dit ressentir des contractions pendant son orgasme (tonique ou clonique). Et, une femme sur quatre (23,5%) dit ne pas avoir de contractions.

Nous rapportons, aussi, les patientes pour qui le relâchement l'emporte sur les contractions. Nous verrons pourquoi.

Relâchement : 12 fiches (1,5%)

Et, bien sûr, ce fort contingent de femmes qui ne savent que répondre. Une femme sur quatre (23%).

Incertitude : 178 fiches (23%)

5.3.4.2 Après ces données chiffrées, voici, l'aspect qualitatif de ces contractions

Qu'est ce qui se contracte ?

- « La vulve ».
- « Les lèvres ».
- « C'est plus au clitoris. Au niveau du vagin, je ne ressens pas tellement ».

- « Oui; c'est beaucoup plus localisé à l'entrée du vagin et autour du clitoris ».

- « Au tout début, vaginal ».

- « A l'entrée du vagin ».

- « Sur les parois, les côtés du vagin ».

- « La paroi vaginale ».

- « Les muscles du vagin ».

- « Il (le vagin) se resserre ».

- « Au niveau du vagin, ça serre ».

- « L'abdomen et les muscles qui enserrent le vagin se contractent. Les contractions vaginales, je ne les contrôle pas ... ».

- « Tout le vagin, essentiellement ».

- « A un moment, oui, il y a mon vagin qui se contracte ».

- « Vaginales et anales ».

- « Au niveau du vagin et de la ceinture abdominale. Serrer les fesses ».

- « Dans le vagin, dans tout le corps. Pendant l'orgasme, je peux me voir ».

- « Vagin, et après partout ».

- « Ça peut commencer par l'intérieur de la chatte, par rapport à l'intérieur du ventre... ».

- « L'utérus... Le col ».
- « Les muscles du dedans des cuisses. Bas ventre aussi ; mais, là, ça ne me le fait que par le clitoris. Si c'est vaginal, ça ne va pas me faire ça ».
- « Depuis que je fais la rééducation, j'ai pris conscience de çà ».
- « C'est à l'endroit où j'essaie de travailler avec le kinésithérapeute ».
- « Le muscle qu'on fait travailler pendant la grossesse ».
- « Les mains. Les muscles du sexe ».
- « Contractions du périnée » .
- « Au passage. Les muscles que vous avez montré à l'examen ».

Nombre de contractions

- « Saccadées ».
- « Tonique puis clonique ».
- « Plusieurs petites contractions ».
- « Une seule, qui dure longtemps ».
- « Une forte. Juste tout de suite au bord, à l'entrée ».
- « J'ai tendance à serrer; oui, contracter en bas certainement ».
- « Une longue ».

- « Une seule qui dure quelques secondes ».

- « C'est d'un coup, et ça dure ».

- « C'est d'un coup. Un seul. Bien intense ».

- « Le nombre dépend du degré de jouissance ».

- « Le nombre dépend de l'intensité de mon orgasme. Si je me lâche complètement, si ça se passe au niveau du clitoris, je vais en avoir plusieurs ».

- « Des fois, c'est fort et ça me fait mal aussi ».

- « ... des fois, après, ça se resserre » .

- « Dans le vagin, plusieurs spasmes et ça dure longtemps ».

- « Il y en a une forte, et après plusieurs petites ».

- « Une dizaine de secondes, donc ça correspond à quatre à sept ».

Comment ça se contracte

- « J'ai l'impression que ça ne va jamais s'arrêter. On pourrait continuer sans arrêt ».

- « Tonique mais long. Ça s'arrête et ça recommence ».

- « Ça serre un petit moment et ça se relâche ».

- « Par à-coups ».

- « Au moment de la jouissance, ça se resserre deux à trois fois ».
- « Mon ventre se contracte au-dessus du pubis. je ne m'en étais pas rendu compte avant la grossesse. Oui, mais, ça ne fait pas mal ».
- « En dehors de la grossesse, non. Ou alors, je ne les ressens pas. Pendant la grossesse, il y en a une énorme ».
- « Quand j'étais enceinte, j'en avais des crampes ».
- « Au niveau de l'utérus quand il est en position normale, quand je ne suis pas enceinte. Quand je suis enceinte, c'est plus volumineux, la contracture est même visible, c'est à dire que le bas de l'utérus est plus gonflé, et il revient à la normale quelques minutes après ».
- « Contraction, comme quand on attend un bébé ».
- « Je les ressentais avant d'avoir eu mes enfants ».
- « C'est ce qui me donne envie de recommencer ».
- « Ça fait un peu mal ».
- « Alors là ! Oui ! Je suis serrée ».
- « Des muscles vaginaux. Ça fait comme des battements de cœur ».
- « Dans le vagin, ça tape. Quatre ou cinq fois ».
- « Ça fait un peu tsunami ».

Contractions impliquées directement dans la qualité de l'orgasme

- « Du vagin, évidemment; ça me parait un phénomène essentiel physiquement de l'acte ».

- « C'est comme si je pousse ». Dans le vagin? « C'est le premier; c'est lui qui lance les choses ».

- « Si, à la fin. Dès que j'ai eu l'orgasme, ça se contracte ».

- « Ça se contracte à l'intérieur, mais c'est au moment de la jouissance que ça se contracte ».

- « A l'entrée de mon... Vagin. Dans le bas ventre, j'ai des contractions musculaires après un orgasme ».

- « Après avoir eu l'orgasme. Pas avant ».

Implication du partenaire

- « Est-ce que je le fais volontairement ou est-ce que c'est naturel... Je pense que je le ferais volontairement. De rester; cette fusion, qu'on ne se sépare pas. Oui, je pense ».

- « C'est volontaire. J'ai l'impression que chez le partenaire, ça stimule quelques choses ».

- « Oui; parce que je le serre ».

- « Quand on a du plaisir, on sent le sexe de l'homme ».

- « Carrément... Le nombre dépend du temps qu'il reste en moi ».
- « Une seule contraction, où tout se resserre sur le partenaire ».
- « Lui, il me demande de serrer, mais moi ce n'est pas systématique, je ne le fais pas de façon consciente mais, ça le fait à la fin ».
- « Si je veux retenir mon partenaire, je me contracte ». Quand vous jouissez? « Oui ».
- « Je ne m'en rends pas vraiment compte, c'est mon conjoint qui me le dit. Je pense que c'est une contraction, mais qui dure assez longtemps ».
- « J'arrive à bien serrer le pénis; c'est une forme de contraction ».
- « Non! Moi je ne les ressens pas, mais lui me dit que oui ».

Contractions volontaires ou involontaires

- « Oui, je peux même les provoquer ».
- « Oui... Je m'en sers ».
- « Je tends mes jambes et, si je ne tends pas mes jambes, je n'ai pas d'orgasme... C'est de plus en plus contracté ».
- « Il m'arrive de contracter les muscles au niveau du vagin ».
- « Parce que je les fais travailler ».

- « C'est quelque chose que je maîtrise, que je peux faire si j'ai envie ou pas... Une forte, et il peut y en avoir des moins fortes ».

- « Quatre à sept... Parce que j'aime bien. C'est un outil que j'utilise pendant le rapport sexuel ».

- « Ça peut être un jeu, de contracter ou pas ».

- « Ça m'arrive, mais volontaires, sauf quand il y a l'orgasme. Mais, là, c'est naturel ».

- « C'est plus moi qui les provoque qu'autre chose ».

- « Est-ce que je contracte? Est-ce que je m'amuse? »

- « C'est moi qui les fais... Des fois, je m'amuse ».

- « Ça ! c'est moi ! J'aime bien contracter ».

- « Ca fait tout seul. Ça se contracte seul ».

- « Quand j'essaie de garder le plaisir, que je le retiens et je le fais attendre ».

Contraction et relâchement

- « C'est lui qui est contracté et j'ai l'impression que ça s'ouvre directement et c'est là que l'orgasme se fait. Au début très bien, et au bout de deux à trois secondes, c'est comme si ça s'ouvre et c'est bien ... ». Dans le vagin? « C'est contracté au départ, et après, c'est complètement étiré ».

- « Quelque chose qui s'ouvre mais, qui se referme à la fois ».
- « Au niveau du vagin, et après partout... C'est contraction détente ».
- « Par le vagin, je me détends et je me contracte ».
- « Ca serre et ça desserre ».
- « Ca serre et ça desserre tout seul. Je ne réfléchis pas ».

Relâchement : 12 fiches

- « Des contractions pendant le rapport, pour arriver au plaisir ». Pendant l'orgasme ? « Relâchement complet ».
- « Pendant le rapport, c'est serré et pendant l'orgasme, c'est complètement relâché ».
- « Je pense, parce qu'après on sent que ça se dilate, c'est à dire un relâchement ».
- « Non. Plutôt un relâchement. Ou alors ça sera dans un deuxième temps ».
- « ... Plutôt décontraction, le contraire ».
- « Quand je jouis, oui, après c'est le relâchement ».
- « Les muscles, ils se détendent ».

Commentaires

En conclusions, à propos de ces spasmes du vagin, du col, de l'utérus, de la vulve, des lèvres, du clitoris..., qui sont, en fait, toutes, des contractions des muscles du périnée, on peut citer la patiente « petit rat de l'opéra » :

« Un mot de danse : Contract and release »

Ces contractions sont conscientes parce qu'elles intéressent des muscles qui se contractent volontairement.

Elles sont aussi reflexes. Certaines patientes n'ont pas d'action dessus, parce qu'elles ne le veulent pas (consciemment ou inconsciemment).

Alors que d'autres les amplifient en se les appropriant et en les amplifiant volontairement. Leurs muscles deviennent alors beaucoup plus puissants.

5.3.4.3 Ces contractions sont-elles ressenties par le partenaire ?

C'est le test.

Si plus d'une fois sur deux ces contractions sont perçues par les deux éléments du couple, parfois le partenaire ne les sent pas, alors qu'elles le sont par la patiente.

Et, d'autres fois, le partenaire les ressent, alors que la femme dit ne pas en avoir conscience. Nous expliquerons plus loin ce paradoxe.

D'abord, les chiffres :

Questions posées à 424 patientes:

Votre partenaire perçoit-il vos contractions ?

Réponses :

- **Oui : 225 fiches (54%).**
  Nous ne parlerons pas des réponses ci-dessous, car nous traitons du bon orgasme. Nous en reparlerons un peu plus loin, mais, déjà, on voit qu'une femme sur deux dit que son partenaire ressent ses RMOV.

- Oui, mal vécue : 9 fiches.

  - Non : 33 fiches (8%).

  - Ne sait pas si perçoit: 92 fiches (21,5%).

  - Incertitude sur la perception: 65 fiches. (15,3%)

  36,8% (21,5%+ 15,3%) des patientes, ne peuvent répondre clairement à cette question !

Les réponses des patientes dont le partenaire perçoit les RMOV.

Paroles d'homme. Lorsqu'il est présent, voilà ce qu'il répond.

- « Oui ».

- « Sensation d'aspiration ».

- « Ça se crispe un peu ».

- Patiente : « Je ne sais pas ». Le mari présent dit : « Oui».

- « Comme si elle se raidissait ». Au niveau du vagin, vous ne sentez rien (Note perso : question posée à la patiente)? « Si, ça resserre ».

- « Ressenti très léger ».

- (Note perso : La patiente prend à témoin son mari) : « Quand on fait un cunnilingus, quand tu me le fais, tu sens bien! » (Note perso : Le mari confirme:) « Ah oui! Avec la langue ! Mais, jamais avec la verge; ça j'aimerais bien ».

- « Ça comprime. Ça serre » .

Lorsque le partenaire n'accompagne sa femme lors de la visite, voilà, ce qu'elle en dit :

Pas toujours facile

- « Il craque avant ».

- « Ce n'est pas en pénétration. Parce qu'il me lèche, me caresse ».

- « Il dit qu'il y a des moments où ça marche mieux que d'autres ».

- « Je ne sais pas s'il le ressent à chaque fois ».

- « Ca dépend des fois ».

- « Si les contractions ne sont pas fortes, il ne les sent pas ».

- « Des fois, je ne suis pas sure d'avoir joui, je lui demande, et il me dit que oui ».

- « Lui aussi, il prend du plaisir et, il ne sait pas forcément que moi aussi, je prends du plaisir ».

- « Il est satisfait; comme nous n'avons pas de contraception, il attend que je jouisse pour sortir... Des fois, c'est frustrant ».

<u>Pas de problèmes</u>

- « Il me le dit ».
- « Oui. S'il est dedans ».
- « Ça lui fait plaisir ».
- « Il est content ».
- « Enormément. Il dit qu'il adore me voir jouir ».
- « Il dit que je le serre et qu'il aime bien ça ».
- « Il ressent. Ça serre d'un coup ».
- « Ça lui serre le qui-qui ».
- « C'est une expression qu'on a entre nous. Il dit que je lui mange son zizi ».
- « Des fois, je lui dis: tu sens quand je serre ? Il me dit : oui ».

- « Il dit que c'est impressionnant. Il ne pourrait pas s'en aller à ce moment-là. Ça me le fait quand je rigole. Tant que je rigole, la contraction est impressionnante ».

- « Il me demande d'en faire ».

- « Il semble trouver ça très agréable aussi ».

- « Il sait très bien quand j'ai un orgasme ou quand je n'en ai pas ».

- « Il sait si j'ai eu un orgasme ou pas ».

- « Depuis l'opération et la kiné, il ressent beaucoup mieux les contractions. C'est le fait de la contraction sur son sexe ».

- « Il sentait, par moments, que ça serrait son pénis... Pas coincé ».

- « Ça lui serre autour du sexe ».

- « On joue à ça. Ça lui fait des sensations. Ça lui serre le pénis ».

- « Lui aussi s'amuse de ça ».

- « Pour s'amuser, pour rester dans le truc du rapport ».

- « Parce que, des fois, je m'amuse. Ça je le contrôle ».

- « On en joue ».

- « Il sait que je prends du plaisir ».

- « Je le fais aussi exprès, en fonction ».

- « Parce qu'il sait que je l'ai eu ».

- « Il y en a plusieurs qui m'ont fait la réflexion. Pas à chaque fois... Uniquement quand j'avais un orgasme ».
- « On ne jouit pas toute seule ».
- « On est très tous les deux en même temps ».
- « C'est à ce moment-là que lui aussi ... ».

5.3.4.4 Commentaires sur ces contractions (ou ces spasmes) du périnée (ou du vagin).

Il va sans dire qu'à l'examen clinique du périnée de nos patientes, lorsqu'il n'y a pas de contractions orgasmiques, les muscles sont le plus souvent absents, alors qu'ils sont le plus souvent présents lorsqu'il y a des contractions pendant l'orgasme.

C'est une réalité médicale.

Mais, cela, on s'en serait douté !

La variabilité des contractions dépend surtout de la qualité des muscles. Certains muscles faibles peuvent être trop distendus par une verge en érection qui, dès lors, se contracteraient de façon inefficace (la langue percevrait, alors, ce que la verge ne ressent pas).

La rééducation périnéale les améliore et améliore donc leur perception. Comme certaines interventions qui remontent le périnée lorsqu'il est distendu.

Inversement, un périnée hyper musclé sur une verge en ramollissement post éjaculatoire, prend le dessus.

Et, si on sait que le fait de rire crée une augmentation de la pression dans le ventre, on comprend que non seulement elle est coincée, mais en plus elle est tordue et plaquée contre l'épaisseur du périnée (se référer à la coupe de profil du début). C'est affreux !

Ces contractions sont reflexes de la décharge orgasmique ; l'amplification de ces spasmes par la volonté de le faire est aussi évidente.

Cette volonté personnelle, mais, aussi, avec le partenaire ne fait pas de doute, non plus.

Ici, nous sommes masculins, parce que le contact physique compte. N'avons-nous jamais été frappés par la délicatesse de la main de la femme ? Il y a de la marge avant qu'elle ne soit traumatisante… de ce côté-là, tout du moins.

D'autant qu'avec le vagin, la lubrification adoucit les mœurs, au plus grand bien du premier contact… Tout cela, fait un peu, poète, poète…. Mais, puisqu'on parle de lubrification, quelle est la part de ce qui est lié à l'excitation et à l'éjaculation féminine pendant l'orgasme… surtout si elle est pleasure dépendant ? On patauge !

5.3.5 Ejaculation féminine

Les certitudes anatomiques de l'éjaculation féminine sont plus récentes et moins claires que pour les autres réactions sexuelles. Le terme, lui-même d'éjaculation féminine est assez récent, parce que des sexologues scientifiques ont retrouvés dans ce liquide des molécules chimiques (les PSA) identiques à celles retrouvées dans le liquide prostatique chez l'homme.

Cette éjaculation existe et provient des glandes de Skene qui sont à la femme ce que la prostate est à l'homme. Mais, l'émission de liquide de certaines femmes ne peut se limiter à cette éjaculation des glandes de Skene (ces glandes se localisent tout autour du point G, et n'ont pas été dessinées dans la partie anatomique).

En effet, l'examen gynécologique de ces femmes fontaines (70 patientes dans notre population) atteste qu'à l'endroit des glandes de Skene, il n'y a pas de cavité pouvant stocker une telle quantité de liquide, même si cette quantité n'a pas été mesurée en centimètres cubes. C'est un fait médical.

Autre réalité médicale, on est certain que ce liquide n'est pas de l'urine. Donc, il doit forcément y avoir, à côté de cette éjaculation « skénienne », une autre sécrétion d'un liquide qui ne peut être stocké que dans la cavité du vagin. Ceci est probable, mais nous n'en n'avons pas encore la preuve objective.

En revanche, on est certain que ce mécanisme appartient au vagin inconscient, parce que la femme ne peut agir sur ce liquide de la même façon qu'elle agit sur ses contractions.

Ce qui modifie la quantité de cette sécrétion ne peut être la volonté, mais l'excitation sexuelle, la sensation de bien-être. Pour simplifier, on peut comparer cette sécrétion génitale... aux larmes que l'on ne peut faire sortir volontairement, mais qui sortent « spontanément » sous l'effet d'une émotion.

Les réponses de 499 patientes aux questions suivantes :

Avez-vous une émission de liquide pendant l'orgasme ?

Si oui, selon vous, la quantité de liquide est-elle faible, normal, importante ?

Si elle est importante : êtes-vous femme fontaine ?

Cette quantité de liquide dépend-elle de votre état d'excitation ?

5.3.5.1 Voici les résultats chiffrés :

Ejaculation féminine présente : 251 fiches (50%.)

La moitié des patientes reconnaissent qu'au moment de l'orgasme, il y a une émission de liquide.

Femme fontaine (FF) : 70 fiches (15%)

Nous rapportons les réponses des patientes pour lesquelles cette importante quantité de liquide est vécue favorablement. Nous ne parlerons pas, dans ce chapitre des neuf patientes dont l'émission de liquide est très mal vécue (on en parlera dans le prochain chapitre).

Comme nous ne parlerons pas des patientes ci-dessous :
Anéjaculation : 74 fiches (15%)
Ne sait pas si éjaculation : 32 fiches
Ejaculations incertaines : 42 fiches
Faible éjaculations : 30 fiches

5.3.5.2 Réponses des éjaculations féminines présentes.

- « Il y a des choses que je ne perçois pas, alors que mon mari perçoit beaucoup de choses. Il me le dit : De toute façon, si tu ne manifestais pas ton orgasme, je le saurais ; car il ressent une sensation de chaleur et de liquide ».

- « Sensation de liquide chaud ».

- « Mon vagin est beaucoup plus lubrifié ».

- « Je me sens toute mouillée. Mon mari me le dit: tu mouilles ».

<u>Quand se produit l'écoulement</u>

- « Oui; mais déjà avant ».
- « Je pense que oui. Mais, pendant tout l'acte, aussi ».
- « Pendant, avant. Après, ça se vide. C'est à ça qu'on voit que le plaisir a été bon ou pas ».

- « Oui; je vois bien couler quelque chose ».

- « Je pense que oui mais, je ne sais pas si c'est mon mari ou moi ».

- « Pas pendant l'orgasme; après le rapport, oui. Mêlé au sperme ».

- « ... On a l'impression que ce qui est rentré ressort ».

- « Oui, juste après ».

- « Je refais tout aussitôt. Ça dépend de l'état d'excitation. Dès que j'ai fini le rapport, je dois aller aux toilettes et tout sort. Il en sort beaucoup ».

- « Je coule... C'est une sensation. En fait, je veux dire je me relâche ». La quantité dépend-elle de l'état d'excitation? « Oui ! A 100% ».

Quelle quantité

« Quelques fois, très peu, ou des fois, beaucoup... Si je reste un à deux mois sans faire l'amour ».

- « Quantité... je n'ai pas de moyen de comparaison ».

- « C'est mouillé, mais ça n'inonde pas les draps ».

- « La quantité est importante... Quand c'est vraiment bien ».

Variabilité de la quantité

- « Pas systématique, mais assez souvent. Ça dépend de la période des règles (plus après les règles) ».

- « De moins en moins, maintenant qu'on avance en âge ».

- « Plus qu'avant ». (Note perso : Le mari dit :) « Un verre à liqueur ».

- « Moi, je l'associe à mon état mental ».

- « La quantité dépend... De sa tendresse ».

- « Plus il y a de plaisir, plus il y a de liquide ».

- « Ça, c'est avant la jouissance. Pour moi, s'il y a jouissance, c'est qu'il y a eu excitation préalable ».

- « Ça dépend de mon état d'esprit ; comment on m'aborde... C'est très important ».

- « Il faut prendre son temps. Ça ne doit pas être fait en cinq minutes ».

5.3.5.3 Réponses des femmes fontaines bien vécues :

- « Mon mari me le dit: Ca mouille!! Ça mouille »!!

- « Je suis inondée. Mais, pas de sortie en jet ».

- « Pas de l'urine, mais, oui ! ... Comment ça s'appelle »?

- « Il m'essuie un peu quand il me touche, pour que ça ne soit pas trop mouillé. Mais, tout ça dans le contexte où ça se passe très bien ».

- « Si je n'ai pas l'excitation, je n'ai pas le liquide ».

- « Pas à chaque fois. Ce n'est pas quand je jouis, c'est avant. Ça peut être beaucoup. Si je me laisse aller ».

- « Quantité importante parce que l'autre fois, il a mis un préservatif et j'ai cru que le préservatif avait percé.... Et puis, non ».

- « Bien mouillée, bien trempée ». FF depuis toujours. « Mais, plus avant ».

Depuis quand ?

- Plusieurs patientes sont femmes fontaines depuis le début de leurs rapports.

- « Je suis devenue comme ça ».

- « Je ne me rappelle pas avoir eu, avant, ce genre de réactions. C'est venu avec l'apprentissage du plaisir peut être ». FF à chaque rapport? « Non ».

- « Au début de ma vie sexuelle, je n'ai pas l'impression que c'était abondant ». Comment est-ce venu? « Je ne sais pas ».

- « Vers 20 ans, je ne sentais pas grand-chose ».

- « Juste avant les règles, mon plaisir est décuplé et j'ai beaucoup plus de liquide ».

- « La quantité est plus importante quelques jours après les règles ».

- « Oui... En période d'ovulation, c'est plus agréable ».

- « Ca dépend des périodes. Disons: une semaine après et une semaine avant les règles » .

- « C'est depuis que j'ai le stérilet. Avant, avec la pilule, c'était plus sec ».

- « C'est devenu comme ça progressivement. Depuis dix ans, c'est quelque chose. Il faut dire qu'il y a plus de préliminaires » .

- « Au début, ça surprend, on se pose des questions ».
  « Il faut déjà bien se connaître. Et, ce n'est pas à chaque rapport. Je ne sais pas à l'avance quand ça se produit. Quand mon plaisir est très grand, ça déclenche. Il ne faut pas qu'il y ait les enfants à la maison parce que moi, ça bloque tout ».

(Note perso . La patiente est devenue femme fontaine après les enfants.) « Pas avec mon premier mari. Avant, comme j'avais des problèmes de vessie, je ne savais pas trop ce qui était lié... Donc, je dirais plutôt après les enfants ».

Changement de partenaire

- « Je le suis devenue avec mon amant, lors de la pénétration avec les doigts ».

- « Avec celui avec qui j'étais avant, j'étais femme fontaine. Il me disait: c'est impressionnant. Il y avait plus de jeux. Il me faisait jouir avec ses doigts ».

- « Plus importante pendant la masturbation vaginale par le partenaire que pendant le coït. Il y a un geste précis qui fait plus de liquide. Il est à l'intérieur et il plie les doits (désir mictionnel aigu). Sensation d'excitation intense. Si cette caresse ne s'arrêtait pas, je ne m'arrêterais jamais ».

- « Par rapport à mes partenaires d'avant, avec lui c'est beaucoup... Si après on continue, le vagin, il s'assèche un peu, avant de repartir ».

- « Je le suis devenue avec le changement de partenaire » .

- « Je le suis devenue avec le deuxième mariage, donc j'avais quarante ans. C'est venu d'un seul coup. Tout de suite avec lui ». (Note perso : 55 ans. La ménopause n'a rien altéré.)

- « C'est surtout avec mon deuxième mari. Mon deuxième mari est mon premier amour. » Beaucoup de pertes? « Oui, j'en avais bien, mais moins maintenant depuis ma ménopause ».

- « C'est survenu avec mon nouveau partenaire, parce que j'ai découvert vraiment la jouissance que je n'avais pas connue avant ».

- « Des fois je suis FF et des fois pas. Mais dans l'ensemble, je suis toujours FF ». Facteur déclenchant? « Oui, avant les partenaires ne me convenaient pas » .

- « C'est venu avec l'épanouissement sexuel. Changement de partenaire. Je me suis découverte femme fontaine très tard. A plus de quarante ans. Ce n'est pas très bien pour le matelas ».

5.3.5.4 Commentaires sur l'éjaculation féminine

Le contexte affectif est fondamental dans l'éjaculation féminine. Mais, cela n'a rien d'étonnant car il s'agit d'une réaction faisant intervenir le système nerveux inconscient... Se rappeler les larmes qui coulent sous l'effet d'une émotion...

Comme on pourrait parler de « l'eau à la bouche » ou « des cheveux qui se dressent sur la tête » ou « de piquer un fard ».

Comme il en est de l'érection ! On ne bande pas sur commande, mais parce qu'on est excité visuellement, affectivement, fantasmatiquement, phantasmatiquement.

Tous ces phénomènes inconscients existent. Ils ne dépendant pas de notre volonté, mais de nos émotions (qui les ont induits).
C'est la première affirmation.

On peut affirmer aussi que la femme fontaine existe (15% des patientes).

Que ce liquide n'est pas de l'urine. Et que, du moins chez la femme fontaine, il ne peut provenir uniquement des glandes de Skene (dont on ne dit pas, même si c'est vrai, qu'elles sont l'équivalent de notre bonne vieille prostate).

Si parfois, la patiente est femme fontaine d'emblée, le plus souvent, elle devient femme fontaine. Pour cela, il faut qu'au moment de l'acte sexuel, elle n'ait aucune crainte réelle ou supposée (c'est là que c'est plus difficile).

A noter l'importance des préliminaires, de la pénétration digitale. Un certain rôle des hormones peut être évoqué : variation par rapport au cycle, rôle défavorisant de la pilule, modifications (défavorables, mais aussi favorable) induites par la ménopause.

L'importance du changement de partenaire ne doit pas inciter à la rupture des couples, mais à s'interroger sur le fait que la femme change de disposition par rapport à un autre partenaire.

Emancipation du précédent partenaire qui correspondait à une autre époque de sa vie ?

On dira, donc, qu'avant ce changement de partenaire, sa sexualité n'était pas bonne. Que le chemin a été long, et que si elle arrive à Valparaiso, c'est ,peut-être, aussi, grâce à celui ou ceux qui l'ont accompagnée dans ces moments de vache maigre. Solidarité masculine oblige. D'ailleurs cela se produit !

Mais ! Quand une femme quitte le partenaire, d'expérience clinique, c'est définitif !

Elle accepte beaucoup. Elle accepte longtemps. Mais, quand c'est fini, c'est fini !

A bon entendeur !

Avant de parler de ces situations mauvaises, concluons sur la bonne sexualité de la femme. Que peut-on dire ?

6.Conclusions sur le bon fonctionnement de la femme

- L'acte sexuel est vraiment un bon moment pour la femme et il renforce la relation de couple. Ça, on le savait !

- Des fois, on a bien de la chance... Mais, est-ce vraiment de la chance ? N'a-t-on jamais levé la tête et pris le temps de la comprendre ? Ne l'avons-nous pas fermée, alors que notre déception qu'elle ne soit pas comme on aurait voulu nous demande de l'ouvrir ?

    Puis, laisser la confiance s'installer. Se réjouir de la chance d'avoir une "formule 1" et, ne, ne pas partir dans les chemins de traverse, est-ce vraiment de la chance ? Ou, n'est-ce pas plutôt, la reconnaissance d'une intimité partagée. La joie de l'humilité partagée.

- La femme normale a une sensibilité génitale localisée ;

« Au début à l'entrée et, à la fin au fond »

- Son orgasme peut être unique ou multiple, sans qu'il y ait de préférence à faire valoir de l'un sur l'autre. Mais, que le fait de se retenir, appelé le principe de continence, permet de passer de l'un à l'autre, de la vallée de l'orgasme au sommet de l'orgasme.
- La femme a, comme nous, des muscles du périnée qui, lorsqu'ils sont utilisés, peuvent se contracter, pendant le rapport et pendant l'orgasme.
- Ces RMOV, ces spasmes (elles préfèrent ce terme) peuvent être uniques ou multiples et conduisent à un relâchement qu'on peut reconnaître chez nous comme étant « le repos du guerrier ». Pour la femme, c'est plus subtil :

« Un mot de danse : contract and release »

- Pour ce qui est du fait qu'elle mouille, nous savions que ce n'est pas de l'urine et que c'est inconscient ;

« Si je n'ai pas l'excitation, je n'ai pas le liquide »

Si, elle l'est : **« Ca mouille ! Ça mouille ! »** comme disait le capitaine du navire en tenant la barre d'une main ferme.

Voilà, le versant féminin de l'orgasme.

Quel retentissement sur note sexualité virile?

Certaines femmes le savent mieux que nous.

Exemple :

- « Serrer, c'est quelque chose que je fais pendant le rapport. Suivant les positions, suivant les jeux ».
- « Si je contracte un peu trop fermement, son corps se tend un peu. Si je le fais un peu moins fermement, c'est plus une sensation de plaisir. Si je ne serre pas trop fort, je sens moins de raideur corporelle de sa part. Si ça se produit trop souvent, je pense qu'il le vivrait mal ».

Parce qu'avec toutes ces manifestations, lorsque la verge est serrée fermement à sa base par les muscles du périnée, si le fond du vagin se contracte inconsciemment pendant l'orgasme, et qu'il épouse, tendrement la verge en érection,

Comment voulez-vous qu'on retienne notre éjaculation ?

Alors, peut-être que si le vagin se contracte alors qu'il s'est rempli des sécrétions vaginales qui ont transsudées à travers la paroi vaginale, comme cela est connu, ce liquide peut participer de l'éjaculation féminine.

Alors, peut-être que si ce vagin excité, ballonisé se remplissait d'air parce que la verge sortie totalement au moment où la vulve béante attend qu'on la pénètre, elle prend un grand bol d'air qui s'exprimera quand le vagin inconscient se contractera.

Ceci a un nom : la colpolalie, « le vagin qui parle » (et non « les pets de la moumoune »).

Alors, peut-être que si la contraction périnéale de la femme est molle ou absente, si le vagin est atone, on continue de limer…

Jusqu'où ? Et, si la femme a déjà eu un orgasme refoulé, elle pourra en avoir d'autres.

Alors, peut-être qu'inversement, si les contractions répétées de ses muscles aboutissent à une contraction permanente, à une véritable crampe analogue à celle que nous avons après une épreuve sportive au-delà des limites de nos muscles, ce « pénis captivus » à minima sera bien naturel.

Chapitre 2 Pourquoi ça ne marche pas comme ça devrait.

Changement de décor, changement d'atmosphère. Il faut, maintenant, parler de la mauvaise sexualité de la femme, c'est-à-dire, lorsqu'elle ne sait pas où se situe sa sensibilité génitale, lorsque le contract and release est devenu n'importe quoi, lorsqu'elle ne mouille pas… ou si peu.

Chez toutes ces femmes, les éléments anatomiques sont tous présents. Dans notre population féminine de plus de neuf cents patientes, il n'y a que deux femmes qui présentent une absence congénitale de vagin. Et, il y a vraiment plus de deux femmes sur plus de neuf cents qui ont des problèmes sexuels.

Mieux, ces deux patientes décrivent des réactions sexuelles normales quant à leur sensibilité (sauf qu'à la fin du rapport, la sensibilité ne peut être au fond, puisqu'il n'y a pas de vagin). Toutes les deux ont des contractions périnéales puisque les muscles qui se contractent se situent dans l'épaisseur du périnée. Toutes deux décrivent une émission de liquide puisque les glandes de Skene, se situent elles aussi dans l'épaisseur du périnée.

Mais, aucune des deux n'est femme fontaine !

Tout ceci se comprend si on se rappelle les éléments d'anatomie sexuelle déjà étudiés.

Si le problème n'est pas lié à une cause anatomique, comme on l'a dit, il faut admettre l'origine psychologique des problèmes sexuels de la femme.

Autrement dit, la mécanique et la carrosserie sont bonnes ; ça serait, donc, un problème électronique, (ne plus dire un problème d'allumage, même si, en fait, ça se résume à ça).

Donc, si on veut comprendre la cause profonde du mauvais fonctionnement sexuel de la femme, on est obligé de faire un peu de psychologie. On ne peut pas y échapper !

Mais, il ne faut pas se prendre la tête. Il faut comprendre trois choses.
C'est le minimum vital incompressible :
1/ Il faut savoir ce qu'est l'inconscient.
2/ Il faut comprendre comment se structure le psychisme d'une personne.
3/ Il faut connaître la réalité universelle et intemporelle du mécanisme du bouc émissaire.
Si ces trois notions sont bien comprises, on peut tout comprendre de la femme... (Enfin ! L'essentiel.)

1 Les trois notions de base en psychologie

Pour intégrer ces trois notions, il n'est pas nécessaire d'avoir fait des études supérieures de psychologie.

L'idée principale est que la cause profonde est difficile à trouver, parce que les femmes qui ne l'ont pas trouvées ne savent pas où elle est.

De ce point de vue-là, on peut dire que si elles ne savent pas où se situe le véritable problème, c'est qu'elles n'en ont pas conscience ; parce que, si elles en avaient eu conscience, elles le résoudraient, comme l'ont fait les femmes ayant une bonne sexualité (du chapitre précédent).

Cette cause peut être solutionnée, sitôt qu'elle entre dans la ligne de mire de la compréhension des choses. C'est comme si, dans notre champ de vision, on ne voyait pas la cible à atteindre qui se baladerait en dehors de notre champ de vision.

On peut traduire cela de la façon suivante : cette cause profonde n'entre pas dans le champ de vision de notre conscience. Elle est donc inconsciente. Elle est dans le domaine de l'inconscient. L'inconscient est bien la première notion dont on doit s'imprégner.

La deuxième notion est plus moderne. Comme pour ce qui est de l'anatomie (et, comme le disait Napoléon), nous allons représenter, à l'aide d'un petit schéma, ce qui en l'être humain n'est pas physique, mais psychologique : nous schématiserons, ainsi, la structure psychique de la femme.

Quant à la troisième notion, elle est très ancienne, connue et reconnue depuis que l'homme est homme : c'est le mécanisme du bouc émissaire (BE).

1.1 L'inconscient (Ics).

Les deux problèmes de l'inconscient sont les suivants :

1/ On n'en a pas conscience puisqu'il est inconscient.

2/ Il est vécu comme quelque chose de négatif.

C'est le plus délicat à admettre, parce que comme on n'en n'a pas conscience, on se dit que ce sont des choses d'intellos, du genre masturbation intellectuelle. Pourtant il s'agit bien d'une réalité, d'autant plus nécessaire à comprendre qu'on n'en a pas conscience.

Prenons un exemple : si on n'est jamais allé dans une ville, on ne peut pas savoir comment est faite l'église, la mairie, le stade. On n'a aucune conscience de ces choses pourtant bien réelle.

De même, lorsqu'on n'y connaît rien sur les mathématiques, on n'a aucune conscience du raisonnement mathématique qui a permis à l'homme de monter sur la lune. Donc, ce n'est pas parce qu'on n'a pas conscience d'une chose qu'elle n'existe pas.

Mais, il y a beaucoup plus simple. Pour éviter de considérer cet inconscient (Ics) comme quelque chose d'irréel, il suffit de réfléchir, un tout petit peu, sur le rêve. Lorsque nous dormons, nous rêvons... alors que nous n'en n'avons nullement conscience.

Notre cerveau fonctionne pleinement, alors que nous n'avons pas conscience que nous rêvons. Il est donc évident que notre cerveau fonctionne sans en avoir conscience « à l'insu de notre plein gré » comme dirait l'autre.

Rappelons-nous, maintenant, l'analogie entre les muscles volontaires et les muscles involontaires qui interviennent dans la digestion, par exemple. Ces muscles-là fonctionnent alors que nous n'avons aucune conscience de leur action. Ils sont donc inconscients.

Et, ils fonctionnent de jour comme de nuit. Et, bien ! Il en est de même de l'Ics qui fonctionne jour et nuit sans que nous n'en ayons aucune conscience. Mais, il fonctionne ! Cela a été démontré.

Et, ce que nous faisons dans journée est la conséquence de ce que nous pensons d'une part, mais aussi de ce que nous ne pensons pas consciemment d'autre part, parce que notre inconscient fonctionne pour son propre compte, « à l'insu de notre plein gré » (toujours comme dirait l'autre). On en verra quelques exemples.

Lorsqu'une personne a un problème sexuel, c'est parce que le fonctionnement de l'Ics ne se fait pas dans le sens désiré, c'est-à-dire qu'il ne fait pas en sa faveur, mais contre elle-même.

C'est pour cette raison que, pour ce qui nous intéresse, l'Ics est quelque chose de négatif.

Nous devons être rassurés. Cette situation négative finira par se résoudre, comme cela a été le cas des patientes dont la sexualité est équilibrée. On comprend, par réciprocité, qu'une personne dont la sexualité n'est pas « bonne » n'a pas encore résolu le caractère négatif de son inconscient.

Pour quelle raison, l'Ics est-il vécu négativement ? Voilà la bonne question.
Parce qu'en lui se trouvent deux mauvais sentiments :
-le sentiment de culpabilité et,

-le sentiment que l'on ne vaut pas grand-chose c'est-à-dire, « le sentiment de non valoir ».

C'est un fait psychique reconnu comme tel, par tous.

Déduction : Dans la vie de tous les jours, chacun essaie d'être le plus positif possible ; et cela est bien conscient. Mais, si la nuit notre cerveau est sous la seule domination de l'Ics et, si le jour, cet Ics fonctionne négativement « à l'insu de notre plein gré », on (notre cerveau) risque de détricoter d'un côté et inconsciemment, tout ce qu'il aura tricoté consciemment de l'autre. Tricoter et détricoter, cela rappelle le mythe de Pénélope pour les plus instruits.

On sait, maintenant, que ces sentiments négatifs inconscients sont la cause profonde des troubles qui nous intéressent ici, lorsqu'ils persistent à l'âge adulte. Ils sont résolus par les « bonnes » psychothérapies, celles qui permettent d'aller au cœur de la personne pour lui faire comprendre la chose essentielle : c'est que son sentiment de culpabilité inconscient est la preuve qu'elle n'est coupable de rien.

La maïeuthérapie est une de ces bonnes psychothérapies appliquée à plusieurs centaines de femmes. Toutes ont parfaitement compris cette « manipulation » intellectuelle faisant prendre conscience que le fait de penser, inconsciemment, être coupable de tout est la preuve, bien consciente, qu'elle n'est coupable de rien ; que le fait de penser qu'elle ne vaut rien, est la preuve, tout aussi consciente, qu'elle vaut beaucoup !

Admettre la réalité d'une dualité psychique : conscient et inconscient. C'est le chemin pour comprendre le pourquoi des problèmes sexuels de la femme.

Pour en finir avec cette notion d'inconscient, il faut savoir que l'Ics est structuré. Il correspond à ce que nous avons vécu avant de savoir parler, c'est-à-dire dans les premiers mois de notre vie.

Prenons bien conscience de ceci : tout ce que nous pensons, ici et maintenant est supporté par les mots. « Je lis ces lignes. Quel temps fait-il ? Qui frappe, ainsi, à la porte ? » Notre cerveau fonctionne grâce aux mots qu'il peut mettre sur ses pensées. Mais, un enfant ne sachant pas encore parler, a déjà des pensées, a déjà des sentiments. Mais, ne sachant pas encore parler, il pense sans les mots. C'est cela qui structure l'Ics. Ainsi, on peut dire que l'Ics se structure autour de ce qu'on a vécu, quand on ne savait pas encore parler.

Enfin, il a été prouvé, scientifiquement, que dans le ventre de la mère, le cerveau du fœtus fonctionne. Mais, est-il besoin de science, à une femme enceinte qui sait parfaitement bien que son enfant interagit avec elle... et aussi avec le père ?

Nous pouvons conclure : « L'inconscient est le conscient d'avant le verbe »

1.2 La structure psychique.

Nous venons de dire que l'Ics se trouve au plus profond de notre personne.

On peut reconnaître aussi qu'autour de ce que nous sommes, nous nous construisons une image, un personnage, afin de nous protéger. C'est une sorte de posture de « l'animal social » qu'est l'homme. On peut donc reconnaître trois parties dans notre psychisme représentée par le schéma ci-contre :

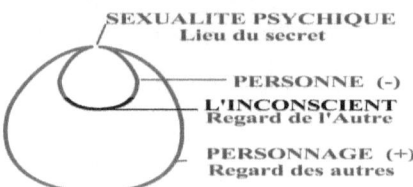

1-La personne qui n'est véritablement connue que par nous-même. On peut dire aussi qu'elle correspond à notre prénom. C'est la boucle intérieure… à l'intérieure de laquelle se situe l'Ics (dont on rappelle qu'il est vécu comme quelque chose de négatif).

2-La boucle la plus périphérique est constituée par le personnage. Elle correspond à l'image que l'on veut donner de soi aux autres. Pour simplifier, on peut dire qu'elle correspond à notre nom de famille. C'est notre égo. C'est aussi, d'une certaine façon, le narcissisme. Et, tout le monde se construit un personnage le plus positif possible.

3- Mais, surtout, « la sexualité psychique » est la limite entre la personne et le personnage. Cet endroit est le lieu du secret. Et, il n'est partagé qu'avec les intimes. Cette fente doit battre, comme le dit Lacan, au rythme de l'Ics. Cette pulsatilité est fondamentale, car elle relie la personne au monde extérieur. On peut penser que :

« Comme le cœur bat, comme les poumons respirent, la fente de la sexualité psychique doit battre au rythme de l'inconscient ».

Même s'il a été un peu modifié, c'est à Jacques Lacan que nous devons cette représentation de l'organisation psychique : « un huit dont la boucle supérieure est rentrée dans la boucle inférieure ».

De plus, (Attention! Là, on va faire l'intelligent... pour rien. Pardon! Pour le plaisir procuré par la masturbation intellectuelle) cette représentation schématise ce que pourrait être la connaissance intuitive, au sens spinozien du terme (le troisième genre de connaissance), d'un organisme vivant :

Un organisme vivant est constitué de trois parties ;
1.Une partie interne.
2. Une partie en contact avec le milieu extérieur.

3. Une partie où se font les échanges entre le milieu intérieur et le milieu extérieur.

Mais, surtout, (et, là ! il ne s'agit pas de philosophie), il faut savoir que toutes les patientes à qui cette représentation a été proposée, ont reconnu ce schéma comme représentant fidèlement leur organisation psychique. Ce schéma est donc, au-delà même de sa logique psychanalytique (Freud a proposé, lui aussi, une organisation assez analogue), une réalité clinique. Ceci est fondamental !

Ce schéma va nous permettre de comprendre, simplement, comment ça fonctionne... ou plutôt, dans le cas des problèmes sexuels, comment ça dysfonctionne.

Voilà la logique inconsciente de ce dysfonctionnement :
Si l'Ics de culpabilité et de non valoir n'est pas résolu, lorsque la fente de la sexualité psychique va s'ouvrir (puisqu'elle bat au rythme de l'Ics), elle va risquer de faire découvrir aux autres, l'Ics négatif. Et, cela ne pourra que nuire au personnage que chacun se construit le plus positif possible. On voudra, alors, la fermer !

Oui ! Mais, si on la ferme, c'est comme si on s'arrêtait de respirer. Et cela n'est pas possible.

Alors, quelle est la solution ?

La solution, tout aussi réelle qu'inconsciente, est la suivante :
On va faire fonctionner, à l'envers, notre fente de la sexualité psychique : Quand elle voudra s'ouvrir, on la fermera, et quand elle voudra se fermer, comme par hasard... c'est là qu'on l'ouvrira (on reconnaît bien cette situation, parce que c'est là qu'on en a pris plein la gueule).

Ainsi, en fonctionnant à l'envers, on règle (inconsciemment) deux problèmes :

Le premier, le plus important, c'est qu'on continue de vivre.

Le deuxième (qui intéresse directement les problèmes sexuels) est qu'on transfert (oui ! on transfert !) sur la sexualité psychique notre inconscient de non valoir.

Ainsi, puisque notre « non valoir » est sur notre sexualité psychique, il ne peut être en nous... au plus profonde nous... dans notre Ics.

Ce mécanisme de transfert a un nom. C'est le principe du bouc émissaire (BE) bien connu dans notre civilisation judéo-chrétienne. Celui que l'on charge de la faute avant de l'envoyer au désert. Ce mécanisme est fondamental dans la structuration de toute société. René Girard a montré que le BE est à la base de toutes les civilisations humaines (et, pas seulement la nôtre !).

S'il est à la base de toutes les civilisations humaines, on peut penser, raisonnablement, qu'il est à la base de tout être humain. Parce qu'à la base de tout être humain, il y a la culpabilité inconsciente qu'on doit extérioriser.

1.3 Le mécanisme du bouc émissaire (BE).

Désolé ! Désolé ! Désolé ! Mais, il fallait arriver là.

Parce qu'à partir de là, tout s'explique

Effectivement, la notion de bouc émissaire permet de comprendre la cause profonde des troubles de la sexualité de la femme.

En effet : il faut savoir que la femme transfert sur son sexe sa culpabilité inconsciente. C'est-à-dire que « la femme à problème sexuel » s'empêche de bien baiser. Elle se retient, elle s'autocensure !

Voilà, la cause profonde des difficultés relationnelles.

Voilà, la réalité des dysfonctionnements sexuels ! L'autocensure sexuelle de la femme

Mais, pourquoi ? (comme disait le regretté Thierry Gilardi à la coupe du monde).

Explication (à rallonge) du mécanisme de l'autocensure sexuelle : Nous avons compris que l'essence de la sexualité est la fécondation et que pour nous les hommes, il ne peut y avoir fécondation que s'il y a éjaculation ; et il ne peut y avoir éjaculation que s'il y a orgasme. Nous avons vu que pour la femme, son propre orgasme n'est nullement nécessaire à l'essence de la sexualité.

Donc, et ceci est l'essentiel, la femme va pouvoir se retenir d'avoir une sexualité aboutissant à l'orgasme, parce que son orgasme n'est pas « essentiel ». La femme peut donc, se retenir de prendre son pied, parce que prendre son pied n'est pas « essentiel » : elle peut s'autocensurer sexuellement.

La femme entretient ce mauvais fonctionnement de sa sexualité, parce que son sexe est devenue son bouc émissaire et, que s'il fonctionnait bien, sa faute et son non valoir retourneraient, alors, dans son inconscient. Et, ça, elle ne le veut (peut) pas.

Donc, l'autocensure sexuelle est la cause principale (pour ne pas dire unique) des problèmes sexuels de la femme.

« L'autocensure sexuelle est la cause des problèmes sexuels de la femme ».

La preuve clinique de ceci est que :

Lorsqu'on dit à un homme, que la femme se retient d'aller vers « un plus » sexuel, celui-ci répond : « Oh ! Vous croyez, Docteur » (en appuyant, bien sûr, le Docteur), montrant bien, ainsi, que cette réalité lui a échappée, jusque-là.

Alors que, si on le dit à une femme, elle répond, victorieusement : « Mais ! Docteur ! Vous croyez avoir découvert la lune, mais, ceci, je peux vous dire que toute femme le sait. » A ce jour, les propos de cette femme n'ont jamais été démentis par une autre femme !

Parce que lorsqu'on est un homme, on ne peut pas imaginer d'avoir un rapport sexuel sans éjaculer. Parce qu'un tel échange, ne serait pas, du point de vue de l'essence des choses, un rapport sexuel.

Si, tout a été compris jusqu'ici, tout ce qui suit peut se faire en « roue libre », parce que le col est franchi, le mur de notre ignorance effondré, la récompense à portée de main, le calice au bord des lèvres !

Mais, avant de vivre la réalité de cette autocensure dans les réponses des patientes, faisons un peu de narcissisme et essayons de nous représenter notre structure psychique, avec « nôtre » fameux phallus psychique :

Le schéma ci-contre le visualise comme une partie de la personne qui s'extériorise à travers notre fente de la sexualité psychique.

STRUCTURE PSYCHIQUE DE L'HOMME.

Le phallus protège la béance de la sexualité psychique.

Il peut être castré.

Une partie de la personne est accessible au regard des autres.

Nous n'avons pas de certitude clinique (c'est-à-dire plusieurs centaines d'hommes ayant dit que cette représentation était exacte) mais, quand même, ça nous ressemble sacrément (on aurait même pu le faire un peu plus grand, notre phallus psychique).

Un avantage de cette représentation, c'est, qu'au moins, on sait maintenant à quoi il correspond. Le phallus, c'est une partie de notre personne ; et accessible au regard des autres !

Elle a d'autres avantages, si on veut bien comparer notre structure psychique à celle de la femme.

On voit que :

1/ l'on peut être castré, alors que la femme ne le peut pas.

2/ la femme peut être forcée (il faudra s'en souvenir), alors que le phallus nous protège.

3/ Mais, mais, mais, « LA » différence « essentielle », la différence la plus naturelle, entre l'homme et la femme.

C'est que:

« L'homme aime pénétrer. La femme aime être pénétrée ».

Ainsi, par essence, la sexualité psychique des hommes est bien différente de celle des femmes.

C'est la prise de conscience de la réalité de cette différence des sexualités psychiques entre homme et femme qui permettra de sortir du conflit sexuel. Parce que, c'est là que ça se passe, bien ou mal, entre deux êtres qui sont intimes (en tous cas, au début de leur relation).

D'ailleurs, Lacan l'a bien compris, lorsqu'il critique fortement ces « orthopédeutes anglo-saxons » qui, en « psychologisant la psychanalyse » se sont occupés à fermer cette fente.

Non ! Cette fente doit battre au rythme de l'Ics, parce que nier la différence sexuelle psychique, aboutit à la théorie du genre, forme élaborée de stérilisation de la société humaine, c'est-à-dire des hommes et des femmes... Pardon : des femmes et des hommes.

Après, cette parenthèse sociologique ; après cette introduction de « tordus » que l'on a accepté, uniquement parce qu'il nous a permis de comprendre que, si la femme baisait mal, c'était de sa faute (et non de la nôtre), écoutons les parler.

2. L'autocensure sexuelle : Réponses des patientes

Le sigle : MTH rapporté dans les réponses de certaines patientes signifie : maïeuthérapie. La maïeuthérapie (MTH) est une psychothérapie qui permet en une seule séance d'une heure et demie d'être en situation de sortir de son conflit psychique inconscient.

D'ailleurs, à la fin de l'entretien et de l'accouchement psychique, certaines patientes, sur notre demande écrivent quelques lignes sur le vécu de l'accouchement psychique dont elles ont bénéficié, au cours de la séance. Le contenu de ces observations est totalement libre.

C'est la plupart du temps assez bref. Mais, parfois, le fait d'écrire quelque chose semble, semble être un pas de plus vers une meilleure intégration de cette nouvelle donne.

- « Je reconnais ne pas m'aimer, vivre dans le déni de ma personnalité, de ne pas me booster pour sortir de cet état de fait, de vivre dans le regard des autres, de ne pas m'affirmer en tant que personne morale (et j'en ai souffert et j'en souffre encore) mais, moi seule, peux inverser le sens de ce fonctionnement. Accepter sans me meurtrir affectivement de ne pas être aimée par des gens que je peux côtoyer tous les jours. Au fond de moi, je sais que je vaux quelque chose, mais je n'ose me l'avouer car j'ai peur de cette "personne" cachée en moi».

Cela a été dit : il ne suffit pas d'avoir compris pour se libérer de son histoire inconsciente. Il faut un certain temps, entre six mois et deux ans pour la MTH. Mais, le point de vue différent qu'elle a d'elle-même, désormais, est comme une carte géographique sur laquelle elle peut tracer son chemin et sortir de son labyrinthe.

Revenons aux réponses des patientes sur l'autocensure sexuelle.

2.1 D'abord les chiffres. Sur 233 patientes

La recherche d'une autocensure a été faite lorsqu'il y avait des troubles sexuels. Parfois, elle était apparente d'emblée ; parfois il fallait le lui demander. On pouvait le lui demander au cours de l'interrogatoire de départ, mais, aussi, après que nous ayons fait la maïeuthérapie (MTH). Dans ces cas-là, nous le précisons.

L'autocensure sexuelle était présente dans 211 cas (90,5%)

2.2 Puis, les résultats qualitatifs : Réponses des patientes

2.2.1 Autocensure explicite

Quand on lui demande si elle s'est autocensurée

Ce sont les réponses à la question : Vous êtes-vous déjà autocensurée sexuellement ?

- « Avant, oui. Tout le temps ».
- (Note perso : Après la MTH) « Oui. Ça fait comme un blocage. Des fois, j'ai du mal à me lâcher ».
- « Oui; totalement... Parce que je ne supporte pas les bruits. Mes parents étaient deux pièces plus loin et je disais : Chut ! Je n'aime pas les gémissements, les bruits intestinaux. Par contre, que le monsieur fasse ce qu'il veut, ça ne me gêne pas ». (Note perso : Le bruit des parents est le bouc émissaire inconscient de son autocensure.)
- (Note perso : Après la MTH) « Tout le temps. Je ne vous ai jamais dit que mes parents voulaient un garçon pour moi » ? (Note perso : Autre forme inconscient de BE.)
- « Oh ! Ça c'est sure que je me suis retenue... Pour ne pas arriver au bout, pour ne pas voir la fin ».
- « A chaque rapport. Avant, c'était super bien, et puis un jour... C'est quand j'ai pris conscience que ça allait marcher entre nous, que ça c'est bloqué ».
- « Pour contrôler la situation ».
- « Pour ne pas que ça aille plus loin ».
- « En essayant de contrôler, de ne pas me laisser aller pleinement ».

- « Ce n'est pas que je n'ai pas envie, mais je ne montre pas que j'ai envie ». (Note persoo : Après la MTH :) Autocensure ? « C'est bien possible....en évitant l'acte; parce que je ne me laisse pas aller ».

Quand elle le dit explicitement.

Ce sont des phrases dites spontanément, à propos de leur sexualité :

- « Le problème, c'est que je bloque, je pense ».
- « Je jouis, oui. L'orgasme, je ne pense pas l'avoir connu, je suis toute en retenue... Je ne sais pas ».
- « Pendant le rapport, ce n'est pas que je n'ai pas du plaisir, mais il y a un moment où je vais faire un blocage ... » .
- « Lorsque je sens que ça va aller trop loin, il y a une censure. Ça ne s'évacue pas ».
- « Les contractions, c'est moi qui ne veux pas en avoir ».
- Avez-vous des RMOV ? « Non. Si je veux qu'il se contracte, je peux le contracter ».
- « Quand il me pénètre, je bloque tout, comme si je m'interdisais, comme si je n'avais pas le droit; comme si c'était une punition de quelque chose ».
- « Je fais un blocage sur la fellation. Dieu sait que je fais des efforts. Mais, je fais des blocages. Pourtant, j'aurais envie de faire une fellation. C'est pénible pour moi » .

- « J'aurais pu avoir du plaisir par la pénétration, mais, je sais que je me suis retenue » .

- « Je suis quelqu'un de très inhibée. Je m'auto censure » .

- « Je me suis toujours arrêtée, parce que je repousse tellement ».

- « C'est à dire que les orgasmes, je me les retenais ».

- « ... Je réfléchis beaucoup, et ça bloque. Ce n'est pas possible ce qui m'arrive... ».

- « Au moment décisif, inconsciemment, je ne voulais pas. Je m'en rends compte » .

- « J'ai compris que j'ai toujours essayé de contrôler ma sexualité, mes orgasmes. J'ai toujours pensé que j'étais incapable de jouir vaginalement, comme je suis persuadée, qu'à ce jour, je suis incapable de porter un enfant ».

- « Ce qui est grave, mais dont j'avais conscience, c'est de savoir que pendant l'acte sexuel, je désirais le plaisir mais, sans l'abandon complet de mon désir d'être pénétrée ». Besoin de contrôler en quelques sortes? « Besoin de tout contrôler, oui! ».

- « Même si j'avais envie, je disais non » .

<u>Quand elle a des comptes à régler avec les hommes (nous sommes leur BE)</u>

- « C'est se venger; je ne lui donne pas quand il m'en fait une ».

- « Comme tu m'as dit non hier, je te dis non aujourd'hui. Si je m'en empêche, c'était peut-être involontairement. Je suis peut-être un peu complexée. Je me renferme un peu sur moi-même. Je me retenais presque sans le vouloir ».

- « Pour mon père quand j'étais gamine, toutes les femmes étaient des salopes. Alors moi, pour ne pas être une salope, je me retenais à avoir du plaisir ».

- « Quand mon mari m'a fait du mal, l'extase, ce n'est même pas la peine d'y penser. Quand j'ai des rapports, dans ma tête, il y a plein de trucs. Que j'ai oublié de faire les courses ».

- « Je n'avais pas envie de faire plaisir à un homme ».

2.2.2 Autocensure implicite

C'est ici que la compréhension du mécanisme du bouc émissaire prend toute son importance. On peut penser que considérer son sexe, sa grossesse, sa nature profonde, le père, le partenaire, le frère adolescent sont autant de boucs émissaires, même si n'en ayant pas conscience, on doit écrire ce fantasme (qui est une projection imaginaire) avec un ph, puisque cette projection imaginaire est inconsciente. (Compréhension de ceci non indispensable. C'est pour faire intelligent !)

Après avoir entr'ouvert la porte de la psychanalyse, refermons la tout de suite, car on serait vite aspiré. Méta connaissance : cette ouverture dans laquelle on ne rentre pas... ça nous rappelle quelque chose. Et, cette attitude de rejet de la psychanalyse peut de la même façon être vue comme un phantasme de notre part... Stop (là, ça devient vraiment chiant) !

Chacun pourra comprendre l'intrication du mécanisme du BE dans les réponses suivantes :

Quand son sexe n'est pas bon

- « J'ai une taille d'adulte, mais un appareil génital d'enfant; je voulais dire une sexualité d'enfant ».
- « Je n'aime pas mon sexe; mon corps, je le trouve moche ... La totale ».
- « Mon vagin ? C'est l'endroit où je le reçois ».
- « Le vagin, le pauvre, je l'ai un peu oublié ».
- (Note perso : Après la MTH) « Prendre conscience de son vagin... Oui... Comme si je découvrais une nouvelle partie de mon corps ».

Quand elle pense ne pas valoir grand-chose, ou être incompétente.

- « J'ai souvent envie de faire l'amour, mais j'ai honte et j'ai peur qu'il n'ait pas son comptant ».
- « Je jouis en moi-même. Je n'aime pas qu'on m'entende jouir. Je ne veux pas montrer mon plaisir. Par la pénétration, avant quand je jouissais, je me sentais toute sale, et je le lui cachais ».

- « Je me retiens souvent d'avoir des orgasmes. J'ai l'impression que je n'ai pas le droit d'avoir du plaisir ». Après la MTH : « Il faut que je sois moi-même. Avant, quand j'avais des câlins, je me laissais complètement faire. Ce que je pouvais ressentir, je l'abandonnais, ça ne m'appartenait pas ».

- « Quand il me pénétrait, il me faisait mal. Ça n'était pas de sa faute ». C'était de la vôtre? « Oui ».

- « J'ai peut-être un petit truc: c'est d'être complexée ». C'est-à-dire? « De ne pas plaire à mon partenaire; ce qui m'empêche d'être spontanée ».

- « Des fois, je ne veux pas et ça arrive que ça marche bien. Et des fois, j'ai envie, et ça ne marche pas ».

- « Je ne sais pas si je me laisse aller jusqu'au bout ».

- « Mon problème, c'est qu'à la fois j'ai très envie et à la fois, ça me dégoûte; surtout depuis l'accouchement ».

- « Je suis sur le fil du rasoir ». Dans quel sens? « Ne pas s'investir à fond ... Comme marcher sur des œufs ... On hésite ».

<u>Surtout, quand elle a peur !</u>

- « J'ai peur de la pénétration; ça me bloque ».

- « Je suis excitée, et au moment de la pénétration, je suis sèche. J'ai la trouille, la peur d'avoir mal ».

- « Je me dis que je refoule les sensations vaginales, qu'il y a quelque chose qui bloque. Comme une peur, une peur de l'avoir et une peur de ne pas l'avoir. Le plaisir clitoridien, je peux me masturber, alors que le plaisir vaginal, je ne le maitriserais pas. Il ne vient pas de moi ».

- « Lorsque j'arrive au paroxysme, c'est tellement violent que je ne peux ou ne veux aller plus loin. Parce qu'aller plus loin, ça irait trop loin. J'ai peur. C'est tellement violent d'un coup, qu'il faut que ça s'arrête ».

- « J'ai l'impression que c'est moi-même qui mets un terme au plaisir. J'ai peut-être peur de ce que je vais trouver au-delà. Une forme de domination; j'ai l'impression que si je vais jusqu'au bout, je vais lui montrer que je suis faible... Je n'arrive peut-être pas à m'abandonner complètement ».

- « Je crois que j'ai des orgasmes, mais je ne crois pas avoir l'orgasme que je soupçonne, car j'ai peur ». De quoi ? « De la mort » !

- Que pensez-vous de votre vagin ? « C'est ça : sers toi, et puis voilà.. ». « Au départ j'ai envie, et après je n'ai plus envie. Ça me fait peur. Il ne le prend pas mal; mais, moi, je le prends mal ».

(Note perso : Ici, il y a la dévalorisation de son sexe, sa propre dévalorisation, sa peur et sa culpabilité inconsciente. On n'a que l'embarras du choix !)

- « On commence les préliminaires et je n'enlève pas mon slip et je suis très sensible... et dès qu'on enlève mon slip, pouf ça retombe ».

- A près la MTH: « Des fois, c'est trop fort. Ne plus maîtriser ».

<u>Et, toujours, des comptes à régler avec nous !</u>

- (Note perso : Refoulement des éveils sexuels.) « « Même si je ne les refoule pas, je n'ose pas les extérioriser, car je me refuse tellement souvent à lui ... Une seule fois, j'ai eu une sensation bizarre, comme envie d'uriner, avec chatouillement ; mais j'ai tout bloqué ».

- « Je me sens bloquée à ce niveau-là. Je pense savoir pourquoi... avec mon petit frère... On s'est plus ou moins touché (une seule fois)... son sexe se durcissait et quelque chose sortait ».

- Avez-vous des contractions pendant l'orgasme? « Rien ... En fait, quand j'ai eu des orgasmes, j'ai oublié le vagin; c'est plus dans la tête ». Orgasmes?« Alors là, je dois être honnête. Avec mes ancien partenaires de passage, oui. Avec mon mari, jamais. J'ai l'impression que c'est parce que je cherche à contrôler, alors qu'avec les autres, je m'en foutais complètement ».

2.3 Commentaires

On reste scotché !

La femme se retient bel et bien de bien baiser. Et, c'est pour cela qu'elle baise mal. Ce qui veut dire que si elle ne se retenait pas, elle baiserait bien. C'est le cas de tout le premier chapitre. Ce qui veut bien dire que la nature est bien faite.

Autre prise de conscience, pour nous, les hommes. Si on dit cela à une femme, elle répondra que l'on enfonce des portes ouvertes... Ouverture, fente...

La femme est naturellement ouverte ! Naturellement vulnérable, au sens où nous entendons vulnérabilité. Alors, si un homme prend conscience de cela, que veut-il faire ? Protéger ou se servir ? Les deux ! (là, on laisse la porte ouverte aux dogmatismes castrateurs... Mais, ça finira bien par s'arrêter... En réfléchissant, en prenant conscience... Mais, ça ! C'est le contraire du dogmatisme... On n'a, donc, pas fini !)

Toute femme sait qu'elle peut se retenir, s'autocensurer. Parce que toute femme s'est, ne serait-ce qu'une fois, retenue d'aller vers un plus sexuel ! Si les femmes le savent et les hommes l'ignorent, la moitié de l'humanité cacherait à l'autre moitié la vérité ?

Mais, alors, pourquoi ne le disent-elles pas ?

La réponse est : La femme le sait, mais, comme c'est interne (huit intérieur psychique), elle ne peut l'extérioriser et, donc, elle ne le dit pas. Par contre, si on lui en parle, et si elle est ouverte, elle se sera libérée par cette prise de conscience.

Mais, si elle se censure, c'est parce qu'elle est fermée... Il faut essayer de le lui expliquer indirectement, en ne se mettant pas devant la fente de sa sexualité psychique, comme si on était à l'affut... « Il courre il courre le furet, le furet des bois mesdames ».

De plus, si la femme vit inconsciemment son sentiment de non valoir... tout aussi inconsciemment, elle le cache! Parce que, tout aussi inconsciemment, elle se le cache...

On est, là, dans les profondeurs. Et les cachotteries bien visibles (et oh, combien culpabilisantes) dans la relation homme/femme sont bien une forme de transfert (de BE) de cet inconscient caché, non su, non-dit, non reconnu, jusque-là ! Non résolu, jusque-là !

Nous en avons fini sur cette prise de conscience fondamentale, pour nous, les hommes de l'autocensure sexuelle de la femme. Notre entendement, en serait-il amélioré ?

Certainement ! Mais, ne pas l'avoir fait jusqu'à présent ne peut-il pas signifier inconsciemment, une forme d'extériorisation sur notre impuissance à pénétrer, de notre propre Ics négatif ?

Et, n'est-ce pas ce que fait le mari de la patiente suivante :

- « Pour mon mari, ne pas me satisfaire, c'est un échec total. Il dit qu'il a raté complètement sa vie à cause de ça » ?

Mettre « la zigounette » dans la « foufounette », c'est physique, mais c'est aussi psychique : mettre le phallus dans la fente de la sexualité psychique. Et, si ça ne marche pas, c'est du 50% pour la femme et 50% pour l'homme. Mais, si d'un côté on ne sait pas et, de l'autre on ne veut pas savoir...

Il est un autre point à faire visualiser à notre « magnifique » conscience phallique. Essayons d'imaginer la manière dont nous devrions au fond de nous un corps étranger, blagueur, séducteur, violeur, le laisser faire ce qu'il veut ; puis, qui s'en irait jouer aux boules, nous laissant le risque des conséquences de cette intrusion. Impossible !

Lorsqu'on pénètre sa femme, ressent-elle la même chose. ? Non, si elle « la » veut. Oui. Si elle a besoin d'extérioriser sur son sexe, « la » faute, « la » culpabilité. Forme de régression sexuelle au stade pré pubertaire psychique. Indifférenciation psychique résiduelle et actuelle. Alors, quand elle dit qu'elle veut qu'on soit gentil, on comprend la profondeur de son désir.

Respect ! On sait qu'on est dans « le saint des saints », alors qu'elle pense, peut-être, qu'on pénètre dans son enfer inconnu, d'où surgirait le diable qu'elle croit devoir toujours cacher ! Méditons ! Méditons !

3. Réponses négatives des patientes sur leur sexualité

Les prochaines réponses montrent, elles aussi, à l'œuvre, le mécanisme du BE. Directement ou indirectement, de façon apparente ou camouflée, consciemment (fantasme) ou inconsciemment (phantasme) ; ce qui est mauvais dans la mauvaise sexualité des femmes, c'est l'autre, au sens large, c'est-à-dire au sens du bouc émissaire. Toutes ces fausses raisons avancées à propos de l'autocensure implicite et, dont on comprend que la seule chose vraisemblable dans ces fausses raisons, c'est qu'elles jouent, pleinement, leur vrai rôle de BE.

De la même façon, ne serait-ce pas notre Ics non résolu qui nous pousserait à avoir plus envie de la femme quand elle en aurait moins envie et inversement. Alors, le fait d'oser en parler ne peut nuire. Mais, ici, le discours risque de s'éloigner de notre virilité primitive (c'est de l'humour).

Pour rester dans cette forme de virilité, lorsque les commentaires sont empreint d'une forme de détachement, ou minimisés par un humour, surement, de mauvais gout, il ne faut pas se tromper et comprendre que cela peut masquer un sentiment de révolte devant la bêtise, fille de l'ignorance, de certains d'entre nous.

Méta connaissance : Ne pas perdre de vue, non plus, que ce « ressenti » négatif de « certains d'entre nous » peut être supporté, lui aussi, par la mécanique inconsciente du bouc émissaire : « certains d'entre nous » devenant alors les mauvais, afin que, par comparaison, nous nous imaginions meilleurs.

C'est mécanique !

Dans ce chapitre sur les dysfonctionnements, il y aura moins de commentaires, parce que chacun a désormais, avec la structure psychique de la femme et de l'homme et la conscience de l'autocensure sexuelle féminine, les outils pour se faire une idée plus juste sur le gâchis affectif et sexuel lié à la méconnaissance de la différence physique, mais, surtout psychique, des sexes.

Cette méconnaissance est à l'origine de la guerre des sexes.

Jusqu'à, il y a peu, la femme a, plus que l'homme, subi le joug de cette ignorance. Aujourd'hui, les choses ne se seraient-elles pas inversées ? A partir de ces mêmes schémas sur la structure psychique masculine et féminine qui se rencontreraient vraiment, peut-on espérer un nouvel équilibre?

Quel homme partirait s'il est bien reçu ? Quelle femme prendrait le risque de changer une chaussure qui lui va bien ? La volonté inconsciente de se faire du mal (phantasme du BE) ?

L'armistice de la guerre des sexes n'a jamais été aussi proche. Mais, restons prudent, car il est plus difficile de conquérir la paix que de gagner une guerre.

3.1 Le mauvais premier rapport sexuel

Le premier rapport sexuel pour l'homme est généralement tout bénéfice. Tout d'abord, parce qu'il faut qu'il en ait envie, parce que s'il n'en a pas envie, il n'aura pas d'érection. Parce que pour l'homme, la pulsion sexuelle est la principale cause de ce rapport. Ce n'est pas, par exemple, pour quitter la maison.

La plupart du temps notre premier rapport n'est pas douloureux ; ce n'est vraiment pas toujours le cas pour la femme.

La question posée est : Comment s'est passé votre mauvais premier ?

<u>Nul</u>

- « Ça ne me faisait strictement rien. Maintenant, ça va... ».

- « N'importe quoi ! Je voulais me débarrasser du pucelage avec un garçon que je ne reverrais pas ».

- « Ça c'est très mal passé, car je n'ai rien ressenti... Un jour j'avais mis un tampon super de ma mère alors que j'étais vierge. Je n'ai pas pu l'enlever, alors j'ai regardé. Il y avait une fine membrane qui l'empêchait de sortir. J'ai pris un couteau et je coupé cette membrane. Est-ce que, c'est ça, qui empêche ma sexualité » ?

- « Je m'en rappellerai toute ma vie comment ça s'est passé. Je m'imaginais autre chose. L'impression que tout le monde me voyait que j'avais fait ça pour la première fois. Que c'était inscrit sur mon front ».

- « Beaucoup trop tôt à mon avis. Sensation de froid ».

- « Quand c'est arrivé, je n'étais pas à fond dedans, je regardais la télé ».

- « Dans une voiture. Plutôt bestial ».
- « J'avais de gros problèmes de conflit avec mon père, et j'ai tout fait pour l'embêter. On est trois filles, et toutes les trois on a fait pareil ».
- « Ça a été une catastrophe. J'ai fait ça pour faire plaisir à mon petit copain qui est devenu mon mari ».
- « Il s'est endormi... et j'ai paniqué parce que j'ai eu des saignements ».
- « Avec un inconnu. Indifférence totale ».

Douleurs

- « Très dur ; presque un viol ».
- « J'ai été vaccinée pour deux ans ».
- « Un drame ».
- « ... pour le viol. Il a eu du mal ; on s'est battu. Le sentiment que ça a été de ma faute ».
- « Ça n'a pas été du forçage, mais la personne m'a poussé plusieurs fois pour aller... La première fois m'a vraiment dégoûtée ».
- « Je pense que j'étais prête, mais je n'en garde pas un bon souvenir. Il avait dix-huit ans et était déjà bien formé ».
- « Ça a été une catastrophe ».
- « Viol par devant et par derrière ».

- « Mon ex copain, il m'a violée. Il a brusqué le truc ».

- « Je l'ai très mal vécu ».

- « J'ai eu mal pendant très longtemps ».

- **«** Un désastre. Une vraie catastrophe ».

- « J'ai vécu ça comme un viol. J'ai eu abominablement mal. J'ai saigné pas mal. Je n'ai pas réussi à dire non ».

- « J'ai eu beaucoup de mal. La douleur m'était insupportable ».

- « C'était vraiment nul. C'était traumatisant. On était vierges ».

- « Douloureux... Toute seule. Avec un godemichet... Voilà ».

Malsain

- « Au chantage; il me faisait peur ».

- « C'était pour quitter la maison. Elle me disait que je devais quitter la maison, elle ne pouvait plus me nourrir et voulait refaire sa vie. Elle était jeune; c'est normal ».

- « Beaucoup trop tôt. Avec un chantage de rupture si... ».

- « Il m'a dit : si tu ne le fais pas, tu finiras bonne sœur. Quand je suis rentrée chez moi, j'ai pris une douche pendant des heures ».

- « Avec l'autorisation de ma mère ; un homme de trente ans est venu demander s'il pouvait sauter sa fille, mais en y mettant les formes ».

- « Le jour de mon anniversaire, mon oncle m'a dit: Je vais te faire un beau cadeau, ça va être génial ».

3.2 La mauvaise activité sexuelle

Les phrases ci-dessous sont dites spontanément au cours de l'interrogatoire.

Où l'on retrouve une inadéquation entre la façon dont est vécu le même acte, selon que l'on est du côté de l'homme ou de la femme. Et surtout le fait que volontairement ou non, consciemment ou non, la femme accepte l'acte sexuel en le subissant. La cause profonde de ceci peut être : si son sexe anatomique est son deuxième bouc émissaire, il faut, inconsciemment, que ça ne se passe pas bien. C'est pour cela que cette situation peut lui convenir ; parce qu'elle a « son » BE

En revanche, le partenaire comme troisième bouc émissaire arrive plus facilement à la conscience... mais, là, c'est le partenaire qui n'en n'a pas toujours conscience.

L'acte de pénétration qui était bien vécue dans la première partie est maintenant au mieux, anesthésiant, au pire, source de douleur.

Blocage (« je ne suis pas bonne »)

- « Je m'en passerais » (Note perso : des rapports).

- « C'est une corvée d'aller me coucher le soir ».

- « Quand je suis avec un garçon, ce n'est pas le mec que je recherche, c'est un père ».

- « Ma sexualité, c'est une catastrophe ».

- « Mon mari me reproche mon manque d'appétit sexuel. Des fois, ça tilt un peu ».

- « Je ne ressens pas de plaisir. C'est une corvée ».

- « Quand j'ai des rapports avec mon mari, plus vite c'est fait, mieux c'est ».

- « Je me sens incapable et un peu nulle. J'ai peur qu'on me prenne pour un objet. J'ai peur qu'on me refasse mal » (Note perso : IVG et surtout le viol). « J'ai la phobie de retomber enceinte ».

- « C'est usant, parce que je dois sans arrêt prouver que je ne suis pas rien ».

- « Je vais avec lui, pour être comme tout le monde... ».

- « J'étais le genre de femme qui avait mal à la tête ».

- « Je ne me sers pas de mes muscles. Je suis assez passive ».

- « Il y a une réticence par rapport au problème morphologique. Je culpabilise un petit peu. Il y a peut-être la vulve qui est trop large ».

- « Le problème c'est que j'ai envie quand il me caresse, mais je n'ai pas de sensations à la pénétration ; depuis toujours ».

- « Je me passerais des rapports, sauf quand j'en ai envie... Je suis excitée, et au moment de la pénétration, je suis sèche. J'ai la trouille, la peur d'avoir mal ».

- «Des éveils quand il me caresse, mais je ne supporte pas l'idée de la pénétration ».

- « Je n'ai pas de problème avec la masturbation. Par contre je n'ai pas de plaisir quand je fais l'amour. J'ai peur de la pénétration; ça me bloque ».

- « Pour moi, un rapport, ce n'est pas du tout agréable. Il le faut parce que la nature est comme ça, mais je peux m'en passer facilement ».

- « Je suis capable de vivre sans. Pour moi, ce n'est pas vital. C'est pourquoi, je suis en désaccord avec les garçons, surtout dans une vie de couple. Je suis quelqu'un de très dur. J'ai une carapace très dure. J'ai de l'acide qui coule en moi ».

- « Quand le mari assiste à l'accouchement, après, la femme est moins désirante... Même si on sait que ça donne la vie, c'est anti sexe. Il a fallu que ma féminité revienne, l'image que je lui ai donnée lorsque je l'ai connu.

Lui avait vite envie de moi, mais moi, je voulais qu'on me laisse mon petit triangle tranquille ».

- « Après la naissance de ma fille.... je n'avais plus de vagin. Le clitoris devait rester à mon compagnon, car pour moi, il ne faisait pas partie de moi. Il était extérieur... et supérieur ».

<u>Problème lié au partenaire (le partenaire comme BE)</u>

- « Lui, c'est comme s'il y avait marqué sexe sur ma figure ». (Note perso : Il n'a qu'à mettre des lunettes de soleil quand il rentre)

- « Il me prend pour sa chose. C'est quand il veut; c'est vite fait; depuis l'IVG… ».

- « C'est de sa faute. Je suis juste là pour coucher et élever mon fils. Il se fout de moi. Il ne le comprend pas. Quand je parle, je parle pour rien ».

- « Lui, ce serait trois fois par jour, et moi une fois par semaine ».

- « Pendant deux ans après la mort du mari, aucun homme ne pouvait me toucher ».

- « Ce n'est jamais moi qui fais le premier pas, qui demande. Je lui ai dit qu'il était bien trop brusque, aussi bien pour les caresses que quand on est enlacés ».

- « Je n'ai jamais eu de plaisir avec mon ami ».

- « Quand il me fait des bisous, j'ai du mal à l'accepter. Je lui dis qu'il pique, mais ce n'est même pas vrai ».
- « Depuis deux ans, je n'ai plus envie d'avoir de rapports avec lui ».
- « Il est parti avec une minette plus jeune, de quinze ans ».
- (Note perso : Echangisme avec son premier mari.) Humiliant? « Complètement ».
- « Avec mon mari, je n'ai jamais connu l'orgasme ».
- « Mon mari est très jaloux, et comme je suis assez passive, il croit toujours que j'ai des amants; ce qui est faux ».
- « Moi, je ne fais pas tellement l'amour par rapport à moi, mais surtout pour son plaisir. Mais évidemment, j'aime en prendre ».
- « Au lieu de mettre le pénis dans le vagin, lui, c'était des goulots, des règles, des briquets. Je ne pouvais pas me débattre parce que j'étais attachée au lit ».
- « Quand j'ai connu mon copain, c'était la passion (trois à quatre fois par jour) et maintenant, je n'ai plus du tout envie ».
- « Je n'ai pas l'impression d'être une épouse chaleureuse. J'ai une obsession : c'est qu'il se casse ».
- « Le problème, c'est que je n'aime pas ça... Si je peux éviter, j'évite. J'ai un truc en tête: Je pense que si je devenais impuissante (Note perso : ne plus avoir d'enfant), il me quitterait. On dirait qu'on ne sert qu'à ça ».

- « Fellation très, très rare et j'ai horreur du sperme; ça sent mauvais ».

- « La sodomie, ce n'est pas un manque de respect » ?

- « Sodomie de force avec de la vaseline parce que ça me faisait mal. Il voulait me mettre le portable dans le vagin et le faire vibrer ».
  « La fellation pour moi, je ne peux pas avaler son sperme. Ça me dégoute. Pour moi, c'est sale ».

- « La sodomie, c'est dévalorisant pour la femme. C'est comme les animaux ».

- « Je n'aime pas la sodomie. Et, en plus, ça fait mal ».

Douleurs (« mon sexe est mauvais »)

- « Ça me fait un blocage, et ça force depuis l'accouchement. Ça force pour la pénétration ».

- « Les sensations sont toutes au départ. Quand il va trop profond, ça fait mal ».

- « Je ne supporte plus qu'on me touche, à chaque rapport je pleure... Si je veux avoir un rapport le soir quand il rentre, j'y pense toute la journée pour me préparer, j'ai peur... Ça ressemble au vaginisme. Avant mon fils, je ne pouvais pas avoir de pénétration. Maintenant on y arrive, je mets de la vaseline ».

- « C'est comme si on me donnait un coup de couteau à chaque fois, mais ça finit par passer. C'est aussitôt que l'excitation monte en fait ».

- « Ce n'est pas en allant au fond et en donnant des coups, que j'arrive à prendre mon plaisir ».
- Avez-vous toujours subi l'acte sexuel ? « Ça c'est clair » !
- « S'il m'a engueulée, ça ne passe pas. Je n'ai aucune pénétration. Ce n'est pas volontaire. La dernière fois, il a forcé, ça m'a fait mal et il a été écorché. Je suis désolée, mais ça, je ne veux pas. Mon corps est bloqué. Et, après, ça passe ».
- « Quand je sors en boite et que je me fais trois mecs dans la soirée, le lendemain je ne peux pas me regarder dans la glace » (Note perso : pleurs de la patiente).

Commentaires

Le portable dans le vagin, il fallait y penser.

Autre chose aussi, la femme a moins souvent envie que l'homme, parce que, toujours du point de vue de l'essence de la sexualité (la fécondation), elle n'ovule qu'une fois dans l'année (…pardon : dans le mois)…

Et encore ! Parce que si elle prend la pilule, c'est : zéro fois par mois… Alors que pour l'homme, il a toujours le plein… d'essence.

Au vu de ces réponses, c'est souvent autour de la pénétration que les choses se passent mal. Soit :

1/Elle ne la veut pas (la pénétration). Donc, elle ferme, ça fait mal, c'est sec.

Ou, parfois l'inverse, parce qu'elle ne peut pas se fermer. C'est ouvert, béant.

2/ Elle se dévalorise. Comment, dès lors, peut-elle se lâcher ?

3/Le partenaire ne convient pas. Il est la cause des problèmes. Mais, quelle est la cause de la cause des problèmes ?

On retombe toujours sur la réalité psychique de l'inconscient de non valoir (elle se dévalorise) qu'elle extériorisera par le mécanisme de son premier (son sexe psychique) et deuxième bouc émissaire (son sexe anatomique) voir, de son troisième bouc émissaire (son partenaire).

Quelle différence avec nous ? La pénétration, si on ne veut pas... On ne fera pas.

Si la partenaire ne convient pas, on ne bandera pas.

Si on se dévalorise soi-même... c'est là que notre sexualité est altérée. Et, donc ! Nous l'avons déjà dit. Nos troubles sexuels se cristallisent de deux façons :

Impuissance : on s'interdit inconsciemment parce qu'on ne vaut pas. Ejaculation précoce : puisqu'on qu'on ne peut pas refouler la pulsion, autant qu'elle se fasse le plus vite possible et retourner à l'état d'impuissance.

3.3 La mauvaise sensibilité vaginale

Nous retrouvons maintenant le plan de la première partie en étudiant d'abord la (mauvaise) sensibilité puis les (mauvaises) réactions orgasmiques.

<u>Nous rappelons les questions posées à chaque patiente :</u>

Q-1 : Vous considérez-vous comme clitoridienne, vaginale, les deux, ni l'un ni l'autre ?

Q0 : Avez-vous une sensibilité agréable dans le vagin ?

Q1 : Si oui, à quel endroit du vagin ?

Q2 : Plutôt au fond, à l'entrée, devant, derrière ?

<u>Son sexe est mauvais (BE inconscient)</u>

- Q2? « Au fond. A l'entrée, des fois ça fait mal. C'est peut-être à cause de moi ».

- Q2? « En principe, c'est au fond. Mais, le problème, c'est que j'ai mal pendant les rapports ».

- Q1? « Dès l'entrée, c'est déjà dure » !

- Q-1? « La pénétration, ça a toujours été plus ou moins douloureux. L'entrée de la pénétration ».

- « Oui, sauf quand on arrive au bout, je ressens de la douleur » .

La patiente est mauvaise (BE inconscient)

- Q-1? « ...Clitoridienne, j'ai jamais réussi à jouir... Et vaginale, ce n'est pas toujours que ça m'arrive ».

- Q-1? « Ni l'un ni l'autre. Je me considère dans la catégorie frigide ».

- Q-1? « Rien du tout ! Parce que je n'aime pas ça ».

- Q-1? « Je ne suis pas grand-chose ». Q1? « Je ne sais pas. Elle reste là où elle est ».

- Q-1? « Je suis surtout coincée ».

- Q0? « Oui. Mais, je suis très bloquée au niveau des caresses, préparation, fellation, tout ça ». Q2? « Au fond. Il se demande si je ne suis pas normale ». Et vous ? « Je n'en sais rien. Déjà moi, ma propre personne, je ne m'aime pas ».

- Q0? « Tout le monde dit qu'on peut avoir des sensations dans le vagin; moi je n'ai jamais eu de sensation dans le vagin ».

- Q-1? « Des fois, je me demande si je suis ni l'une ni l'autre. Suis-je normale? Suis-je frigide? Une fois, j'ai eu des sensations, et je n'ai pas pu me l'expliquer ».

- Q-1? « Ni l'un ni l'autre. La vie de couple... pouh, pouh »!

- Q0? « Pas spécialement. Je n'ai pas encore trouvé toutes les clés ».

- Q-1? « Vu que j'ai été agressée, il est possible que quand je rencontre un homme, je me laisse faire pour ne pas être frappée. Il y a peut-être en moi une peur » .

- Q-1? « Ce que je peux vous dire, c'est que quand je le faisais, vivement que ça se termine. C'était une corvée ».

- Q-1? « Clitoridienne ». Q0? « Depuis que je suis avec mon nouveau copain, oui. Avant, je ne pratiquais pas, je ne faisais que de l'anal. Je préférais l'anal parce que je pense que ça stimulait plus facilement le clitoris, et que par le vagin, j'avais tout le temps des douleurs ». Q2? « Aucune idée ».

<u>Le partenaire est mauvais (BE inconscient)</u>

- Q-1? « Ni l'un ni l'autre. J'étais comme ça, parce qu'il avait envie ».

- Q0? « Des fois non, des fois ça fait mal. Ça n'est pas à la pénétration. Si on me prépare mal, c'est foutu ».

- / Q0? « Tout ce qui se passe avant, c'est très bien. Sitôt qu'il me pénètre, je n'ai plus rien ; j'attends que ça passe ».

- Q-1? « Les deux. Mais, quand il y a pénétration, ça ne dure pas longtemps, parce que je fais d'abord un blocage avant de ressentir la douleur ». Q0? « Non ».

- Q1? « C'est quand il me pénètre que ça me fait le plus mal ».

- Q-1? « Je ne sais pas la différence. On va dire que je ne suis pas portée la dessus. Il faut le faire, je le fais ». Q0? « Oui ». Q1? « Au moment du rapport? Je n'en sais rien ».

Commentaires

Toutes ces réponses étaient difficiles à comprendre avant. Maintenant, on voit que c'est la fente de la sexualité qui est forcée.

Où l'on reparle de notre impossibilité au coït si on n'a pas d'excitation (d'érection). Ce n'est évidemment pas pareil pour la femme. D'ailleurs, on a vu que lorsqu'elle était suffisamment excitée, il n'était pas nécessaire « d'y faire longtemps » pour qu' « elle démarre ».

A partir de là, ces réponses peuvent être améliorées... sauf, bien-sûr, si le partenaire veut (consciemment) ou inconsciemment arriver à l'échec...

En pensant qu'il faut arriver au but... « Avant tout ». Mais, ne serait-ce pas aussi le désir inconscient de la femme elle-même, lorsqu'elle a besoin de faire de son sexe un bouc émissaire... ?

Et, on en revient à l'autocensure comme cause première des troubles sexuels de la femme. Où l'on retrouve la même mécanique.

Le mauvais point G

Et, maintenant, la séquence sourires... Parce qu'on l'a bien méritée.

- « Ca dépend du psychisme; il peut se déplacer ».
- « Mais, je pensais que c'était une blague ».
- « Il bougeait tout le temps ». Connaissez-vous votre point G? « Sûrement. Ca a dû m'arriver; quand je suis sur lui ».
- « Pas tellement en danger ». (Note perso : La patiente a du comprendre danger au lieu de point G.)
- « Je crois qu'il est situé vers le dos ».
- « Le point de non-retour ».
- « Il parait que ça n'existe pas ». Le connaissez-vous? « Pour moi, ça dépend de l'heure, des conditions; s'il fait beau, s'il fait chaud ».
- « Ah ! (Note perso : Rires). J'en entends parler chaque fois que je parle du centre de gravité à mes élèves ».
- « Pas du tout; j'ai du mal à croire qu'on ait un point précis ».
- « J'ai fait des études de médecine ! »
- « C'est plus sur la gauche ».

- « Un petit truc, mais je me rappelle plus ce que c'est. J'ai un problème de mémoire ».

- « Il est variable... Je n'y crois pas trop, au point G. Il est dans la tête ».

- « Le point culminant ? »

- « Ça énerve mon mari ».

3.4 Le mauvais orgasme

La réserve sur le terme mauvais a, ici aussi, la même interprétation que précédemment.

3.4.1 Les mauvaises manifestations de l'orgasme

Nous rapportons les phrases dites par les patientes lorsqu'on leur demande quels sont les trois premiers mots leur venant à l'esprit concernant la manifestation de leur orgasme.

Rappelons, d'abord, les chiffres de 761 patientes interrogées

Réponses positives sur la manifestation de leur orgasme. 252 patientes (33%).

Nous en avons parlé

Réponses incertaines sur la manifestation de leur orgasme. 372 patientes (49%).

Pratiquement, la moitié des patientes donne une réponse incertaine sur la manifestation de leur orgasme.

Peut-on imaginer qu'un homme sur deux ne sache pas comment il jouit ? Certainement pas. Parce que notre orgasme est essentiel ! Cela confirme le caractère, non pas accessoire, mais non essentiel que la femme attribue à son propre orgasme. Et, nous savons pourquoi.

Réponses négatives sur la manifestation de leur orgasme. 66 patientes (8,5%).

Parmi ces 66 patientes, seules 41 (5,4% des 761 patientes) disent ne pas avoir d'orgasme, ce qui n'est pas beaucoup.

La plupart du temps, ce mauvais orgasme correspond à un désinvestissement de la patiente, du fait, comme nous l'avons compris, de l'autocensure sexuelle...

Où l'on voit, aussi le rôle inconscient du mécanisme du bouc émissaire, lorsque le partenaire, ou la grossesse sont considérés comme responsables, alors que, l'avons bien compris, c'est dans l'inconscient que naît « la » faute, faute qui s'extériorise, par le mécanisme du bouc émissaire, sur ces motifs externes.

Le déni d'orgasme (« je ne suis pas bonne »)

- « Jamais ».
- « Non ».
- « Très peu. Franchement, je ne crois pas ».
- « Je ne crois pas ».
- « Je ne sais pas ce que c'est ».
- « J'ai dû les compter sur les doigts de la main. Mon mari ne le sait pas. Je ressens du plaisir, mais je suis sure que ce n'est pas ça ».
- « Je pense que j'en ai eu, mais ils doivent se compter sur les doigts d'une main. Je me suis arrêtée au sixième étage » .
- « Pas terrible, quoi... Parce que je n'en ai pas forcément envie. Je n'ai encore jamais vu le septième ciel, comme on dit ».
- « Rapidement; c'est fugace ».
- « ... Pas de souvenir pour le moment ».
- « Sans plus... Ça a dû m'arriver, une fois, peut-être, c'est tout ».
- « J'ai de la jouissance, mais je ne sens pas le sexe de l'homme ».
- « J'ai l'impression que j'ai un orgasme de petite fille ».

Le partenaire joue un rôle (son rôle de BE)

- « Pas régulièrement. C'est plus souvent pour le mari que pour moi ».

- « Avec mon mari, non ». Avec les autres? « Non ».

- « Ça venait difficilement, alors ça perturbait l'adversaire ». Avez-vous joui? « Oh oui, puisque j'avais ma fille. Mais après, point final ».

- « Jamais. Quand je fais l'amour avec mon mari, je pense aux factures à payer, ou pourvu que ça se termine bientôt ».

- « Si c'est lui qui vient sur moi, je ne ressens pratiquement rien. Si je suis sur lui, ça vient tout de suite ».

La maternité

Nous avons vu que, pour certaines patientes, la maternité pouvait altérer sa sexualité. Ici, elle est directement mise en cause à propos de son orgasme. Cette responsabilité, le plus souvent, ne vient pas de lésions anatomiques, mais parce que le statut de la femme change considérablement quand elle devient mère.

Fortement valorisée par la réalisation de son essence, cette femme n'a plus besoin de surinvestir artificiellement sa sexualité (elle joue un rôle), qui redevient normale pour elle, normale au sens de bouc émissaire, tant que la culpabilité inconsciente n'est pas résolue. Parce que, si elle résout, par l'accouchement, sa culpabilité inconsciente (son essence est bonne), cette femme rentrera dans le cadre de celles dont la sexualité s'est épanouie grâce à l'accouchement, comme nous l'avons vu dans la première partie.

- « Depuis que j'ai accouché, je suis longue à démarrer ».
- « Avant, j'avais des orgasmes, mais depuis l'accouchement, ça marche moins bien qu'avant ».
- « Oui, mais ce n'est pas formidable. Parce que je n'arrive pas à me détendre; je suis toujours tendue. Je suis peut-être trop mère poule, c'est un défaut ».

3.4.2 Le mauvais orgasme pleasure dépendant

Nous avons vu que l'orgasme peut être goal ou pleasure dépendant. Même dans ces cas, à priori positifs, cela est parfois vécu comme quelque chose de négatif. Comme si la patiente avait l'impression de passer à côté de quelque chose.

Pour le « mauvais » orgasme pleasure dépendant, les réponses ci-dessous donnent l'impression que la jouissance reste en deçà de ce que ça pourrait être ; que ça ne s'extériorise pas ; que ça ne va pas jusqu'au bout.

- « Il y en a plusieurs mais, je me demande si ce sont des orgasmes ou des pics d'excitation ».
- « Plusieurs petits orgasmes ».

- « C'est des petits orgasmes par la masturbation ».
- « Plutôt pleasure dépendant, mais au bout d'un moment, ça redescend ».
- « Il monte ou rester à l'intérieur ? Rester à l'intérieur je dirais ».
- « C'est pour ça que ça me parait toujours trop court ».
- « Ça n'aboutit pas, quoi. Ça tourne ».
- « Si le cercle est interrompu par une pénétration trop précoce, je n'aurais plus le même plaisir. Pas que ça me le coupe, mais il n'y aura pas la même intensité ».

3.4.3 Le mauvais orgasme goal dépendant

Pour le « mauvais » orgasme goal dépendant, on a l'impression que ça ne peut pas aller au-delà. A cause du partenaire déficient. Ou, à cause de la patiente déficiente.

Dans ces cas-là, on ne peut pas ne pas penser à ces patientes qui disaient dans la première que leur orgasme arrivait parfois très rapidement. Ou l'on comprend vraiment que lorsque ça se passe mal, c'est bien dans la tête que ça coince. D'où l'importance de bien comprendre comment s'organise le psychisme et son fonctionnement, tels que nous les avons présentés.

- « Plutôt goal dépendant, car je trouve toujours que ça ne dure pas assez longtemps ».

- (Note perso : Patiente disant être goal dépendant.) « Mais, qui peut recommencer si ça continue ... Mais, des fois, s'il ne l'a pas eu et que ça continue, ça m'énerve ».

- « Je n'arrive pas à en faire plusieurs à la fois ».

- « Une fois qu'il est là, il part; une pointe et hop... Ça descend, et il s'en va ».

- « Une fois que j'ai trouvé mon plaisir, ça dure quelques secondes, et puis, c'est fini. Il faut que j'attende au moins trois heures. Et ce n'est pas à chaque fois que j'ai du plaisir. Des fois, j'arrive à trouver, et des fois pas ».

- « Après, j'ai une sécheresse vaginale qui se met en place et après je ne peux pas répondre tout de suite » .

- « Ça doit être agréable d'être pleasure dépendant » .

3.4.4 Les mauvaises contractions orgasmiques

Patiente disant ne pas avoir de RMOV : 178 fiches

Il a été dit que si la femme n'avait jamais contracté son périnée lorsqu'elle était petite, elle se retrouverait adulte avec ces muscles totalement atrophiés.

Cela ne veut pas dire qu'il faut dire aux petites filles de faire fonctionner leur périnée pour qu'elles aient des RMOV, parce que ça ne ferait qu'entretenir le blocage en voulant forcer par l'éducation. En revanche, donner à cette petite fille les preuves d'amour et de valorisation l'aidera à ne pas refouler ses sensations sexuelles, lorsque ces muscles fonctionneront, ce qui ne manque jamais de se produire chez l'enfant.

Méconnaissance

- « C'est arrivé des fois; je ne sais pas pourquoi, les muscles se contractent subitement et il faut que le mari patiente. Ça se bloquait, ça devenait dure ».
- « On sent bien quelque chose, mais est-ce bien une contraction » ?

    « Faut-il encore savoir qu'il y a des muscles! Je ne sais pas ».
- « Alors, là, je n'en sais rien. Non, je ne pense pas. J'ai l'impression que mon col, il durcit. Même mon mari il me dit: on dirait que tu bandes ». (Note perso : Comment quelque chose qui pourrait être objectivement positif devient, par simple ignorance de son corps, quelque chose vécu au mieux comme nul.)

Dévalorisation de son sexe

- « Je ne ressens pas grand-chose au niveau du vagin ».
- « Je n'ai pas cette impression. Je privilégie surtout les préliminaires et après le rapport ».
- « Je ne pense pas, ou alors je ne m'en aperçois pas... » .

- « Je ne ressens pas pendant ces instants-là ».

- « On dirait, quand on fait l'amour, que mon vagin, il est tellement grand que je ne ressens rien ».

- « Je sais que je vais contracter mais, je sens que les muscles sont relâchés » .

- « Un peu, mais ce n'est pas très fort ».

Commentaires

Comment être certain de l'inexistence de ces contractions... Ne serait-ce point une mauvaise compréhension d'une bonne réaction sexuelle... Par refoulement, par ignorance ?

RMOV mal vécue par le partenaire: 9 fiches.

Pour la première fois, c'est le partenaire qui se plaint... on parle essentiellement des réactions sexuelles féminines... physiques. La question posée est : Votre partenaire perçoit-il vos contractions ?

Problème technique

- « Même, qu'il n'aimait pas du tout. Il me demandait d'arrêter; mais j'avais du mal à contrôler. Je voulais le retenir; ne pas qu'il s'en aille ».
- « Oui; il dit: Ne te contracte pas comme ça » !
- « Des fois, je lui fais mal ».
- « Parce que lui, ça le dérange, vu qu'on est synchro, lui, il n'a plus envie qu'on y touche trop ».

Dévalorisation

- « Il a dit: C'est bizarre, ce n'est pas comme d'habitude. J'ai eu peur. Je simule… ».
- « Parce que je dois me contracter, ça ne se passe pas comme il faut ».
- « Si ça se produit trop souvent, je pense qu'il le vivrait mal ».

3.4.5 La mauvaise éjaculation féminine

Avec les contractions, l'émission de liquide est l'autre manifestation objective de l'orgasme féminin. S'il n'y a pas d'orgasme, il n'y aura pas d'éjaculation, cela est compréhensible, même pour un homme.

Que signifie l'émission de liquide à la fin du rapport sexuel ? La liquéfaction du sperme, la fin des sécrétions vaginales, les glandes de Skene... ? Il n'y a pas de certitude sur ce sujet.

Les sécrétions peuvent être faibles, parce qu'elle n'est pas excitée, parce que l'imprégnation hormonale est insuffisante comme après la ménopause (même si l'on sait qu'une femme ménopausée peut avoir une sexualité tout à fait satisfaisante, voir même améliorée).
Ce défaut d'imprégnation hormonale peut être retrouvé lorsqu'une femme jeune prend la pilule... Et, oui ! Il faut que ça soit dit, parce tous les hommes ne le savent pas. Là, aussi, il y a bien une différence entre l'homme et la femme. Accepterions-nous, pour ne pas féconder, que notre sexualité soit altérée ?

Enfin, concernant la femme fontaine, on peut penser au masculin qu'il s'agit d'une chose positive et qu'il n'y aurait pas de cas où cette hyper sécrétion serait mal vécue. Eh bien, les réponses de certaines patientes attestent du contraire. Pour quelle raison, cette émission de liquide se fait au mauvais moment, nous n'avons pas, non plus, de réponse certaine. Aussi, plutôt que de discuter sur la qualité du périnée qui serait incontinent, ou sur une autre origine de ce liquide (hautement hypothétique), rapportons les réponses suivantes :

Anéjaculation : 74 fiches

La question posée est : Avez-vous une émission de liquide pendant l'orgasme ?

- « Je suis sèche depuis plusieurs années ».
- « Je ne crois pas. Non ».
- « Non ». A la fin du rapport ? « Oui, le sperme ».
- « La lubrification marche bien à ce moment-là, mais je n'ai pas d'éjaculation ».
- « Non; c'est après. Des fois, (en fait toujours) je jouis assez vite ».
- « Non! Ça humidifie bien, mais, je n'ai pas de liquide ».
- « J'en avais. Ça s'est arrêté quand j'ai eu ma descente d'organe ». (Note perso : Cette descente d'organes, c'est la sienne ! D'accord, ce n'est pas la nôtre... Mais, tout est dans le non-dit.)

Femme Fontaine, mal vécu : 9 fiches

Mal vécu, parce que cet excès de liquide est totalement incontrôlable, parce qu'appartenant au système nerveux inconscient.

- « Oui; je me suis faite engueuler ».
- « C'est très désagréable, parce que je ne ressens plus rien après... Et mon mari non plus d'ailleurs. J'appréhende tellement, que je ne veux même plus faire l'amour ».
- « Au début de ma dépression avec les antidépresseurs, j'étais survoltée. J'avais un flux important au moment des rapports et de l'orgasme. C'était inimaginable, ça me gênait ».

- « Depuis l'accouchement, perte abondante de liquide pendant pratiquement depuis le début du rapport. C'est gênant; on fait avec depuis huit ans ».

- « Je me sentais gênée... Il devait penser que ça ne me plaisait pas. Ça coule sur lui ou sur le lit, une fois qu'il a joui. Toujours à la fin. Pas pendant le rapport ».

    « Ça m'est arrivé; deux ou trois fois. Une fois oui, je devais avoir vingt ans, je croyais même avoir fait pipi au lit. J'en étais tellement gênée ».

- « Ce qu'il y a aussi, c'est que je me retiens ».

- « Même pour mon mari, ce n'est pas agréable. On a l'impression qu'on est dans un récipient. Je mets ma main et j'essaie de m'essuyer. C'est gênant ».

- « Je n'ai pas besoin de jouir pour être trempée. Ça se produit à chaque rapport. Ce n'est pas trop agréable, parce que ça coupe les sensations ».

4. Commentaires sur : pourquoi ça ne marche pas

Au vu de ce que nous savons maintenant sur la sexualité psychique et sa pulsatilité, on comprend bien que dans la majorité des cas, la femme a des problèmes avec sa fente de la sexualité psychique : soit, elle n'accepte pas d'être perméable ; soit elle l'est totalement sans aucun contrôle, comme si le vagin ne lui appartenait pas ; ou, alors, c'est le partenaire qui ne voit que ça, qui se trompe de trou, faisant de lui, par son inaptitude, une forme de bouc émissaire.

Parce qu'il est difficile de dire que c'est l'homme qui est responsable de la sexualité de la femme. D'ailleurs, au début de la rencontre de ce couple, les deux pendules sont, en principe, à l'heure et chacun part dans la relation afin qu'elle soit heureuse. Les choses se gâtent pendant la relation. Nous savons pourquoi : parce que les fentes marchent à l'envers de chaque côté.

Cela signifie qu'une rencontre n'est jamais neuve. Ce n'est jamais la première fois, parce que chacun à son histoire. Dans une relation, tout ce qui a existé avant, laisse une empreinte ; surtout chez la femme. Cette empreinte sert à conforter le sentiment inconscient de non valoir en faisant de la sexualité psychique le bouc émissaire. Sexualité psychique, mais aussi sexualité anatomique. D'ailleurs, il n'y a qu'à écouter ce qui est dit sur les antécédents sexuels et affectifs pour comprendre qu'on ne part jamais à zéro lorsqu'on débute une relation.

5. Autres antécédents sexuels

C'est, peut-être la partie la plus douloureuse de ce travail. Ici, l'humour est difficile. Ces réponses sont-elles bienvenues ici ? Non, si on veut rester dans le politiquement correct. Non, si on comprend que la plupart des problèmes sexuels de la femme ne naissent pas d'un traumatisme aussi important. Oui, si leur énoncé permet de réaliser que la violence faite aux femmes est une réalité indiscutable. Oui, si une femme ayant caché, par honte, les violences dont elle a été victime, peut dédramatiser son histoire en la partageant avec ces témoignages.

Mais, oui, si on sait que même fortement humiliée, la femme reste intacte dans sa structure profonde (que nous avons vue dans la première partie), dans son fonctionnement, dans sa capacité à s'ouvrir et à donner la vie. Une patiente finit même par dire que son abuseur l'avait faite souffrir en elle-même, très longtemps après qu'il s'en soit allé. Lorsqu'elle comprit le rôle de bouc émissaire dont elle l'avait chargé (ses problèmes sexuels venaient de ses abus et, ses abus venaient de lui) ; lorsqu'elle résolut sa culpabilité inconsciente, elle l'expulsa de son histoire...

Comme il est dit, parfois, à l'occasion d'un viol : « on prend une bonne douche... Et puis on repart ». La douche psychique est aussi possible, même si elle se fait, souvent, bien longtemps après l'abus. Parce que tant que ce viol joue le rôle de BE, il ne sera pas résolu ! On ne poussera pas le bouchon jusqu'à dire que par son mécanisme d'extériorisation de la faute (Phantasme, BE) il aurait pu soulager la patiente !

Voilà les principales réponses des patientes :

- (Note perso : Attouchements de 9 ans à 12 ans.) « Il ne fallait pas que j'en parle à ma mère ». Les hommes sont-ils des salauds? « Oui. Pas tous, mais la plupart. Les femmes aussi sont des salopes ».

- (Note perso : Le père de la patiente abusait d'elle. A propos de l'accouchement de son fils très mal vécu.) « Je ne voulais pas le laisser sortir; je voulais qu'il reste à moi, c'est tout ». (Note perso : Le mari dit alors) « Avant la naissance de N..., elle cauchemardait que c'était son père qui était dans son ventre ».

- (Note perso : Sodomie par le père à l'âge de huit ans.) « Après, j'allais à la selle, il y avait du sang ». Note perso : La patiente a souffert, mais n'en garde aucun souvenir.) « Je me souviens après et avant, mais pas pendant ».

- « Il nous tapait et après, il s'excusait, ce qui entraînait après les caresses ».

- (Note perso : Abus sexuel à sept ans par le père.) « J'ai des gènes tout le temps. Quand j'ai des rapports avec mon mari, j'ai des pleurs ».
« Personne ne le sait, même pas mon mari ». Je peux le lui dire? « Je vis toujours avec la peur, la honte. Tout ce qui m'arrive est de ma faute ».

- « Quand j'étais petite j'avais été attouchée par un oncle, un cousin et un médecin. J'ai une très mauvaise image des hommes ».
Avez-vous eu du plaisir lors des attouchements? « Si j'en avais, je refoulais. Je culpabiliserais si j'en avais eu. Le dernier, c'est sûr que non » . (Note perso : A la fin de la MTH, la patiente écrit) «Je reconnais avoir dit les phrases entre guillemets... Que notamment Mi... a pris bien du plaisir en étant petite ».

Commentaires

L'homme partenaire actuel de cette femme n'est pas responsable, mais celui d'avant (son père) l'est certainement. Celui-là est un salaud.

Mais, avant de lui couper les testicules, interrogeons-nous ? Fait-il cela parce qu'il est mauvais par nature ? Parce qu'il est ignorant de ce qu'il fait ? Parce qu'il extériorise par cet acte son inconscient de non valoir, faisant de son pénis, une forme de bouc émissaire ?

Les réponses ne sont pas évidentes, mais, ce qui a été développé ici, peut aider. Ce travail n'a pas d'autres ambitions. Comme il a l'ambition de penser que ces propos ne seront pas assimilés à une justification de ces comportements, sans avoir préalablement réfléchi au rôle de bouc émissaire inconscient de ces propos si tel n'en avait pas été le cas.

Ces comportements doivent, absolument, être dénoncés. Mais, réfléchir ainsi, est-ce réfléchir comme une femme, comme un homme, ou comme quelqu'un d'informé de la réalité des sexualités féminines, masculines, psychiques et anatomiques et du mécanisme du BE ?

Quand elle se souvient avant et après, mais pas pendant, et que ça saigne, il y a violence physique, il y a violence psychique. Mais, quand la petite fille éprouve une sensation de plaisir, il y a violence psychique, mais pas physique. Et, n'est-ce pas pire, parce que ce plaisir doit être encore plus refoulé rejeté, expulsé.

Entre la brute et le pervers, le cœur balance, le cœur vacille. Mais, la peur, la honte, la faute, elle, ne vacille pas. Elle se porte, toujours, sur l'enfant ! Il est urgent d'agir !

6. Autres antécédents psychologiques

Nous venons de voir, dans « les antécédents sexuels », que l'homme a un rôle prépondérant. Dans les antécédents psychologiques, le rôle de la femme est loin d'être secondaire. Mais, ce qui est certain, c'est que les problèmes naissent de la mauvaise relation parentale. Mais, cela est connu depuis longtemps. On peut étendre cette réflexion aux violences sexuelles. Cette violence est-elle le fait de l'homme sur la femme du point de vue sexuel ? Ou le fait de la femme sur l'homme, du point de vue psychologique ? En tous cas, le rôle de la mère n'est pas nul, mais quoi d'étonnant si on sait que c'est la mère qui porte son enfant et que des liens insoupçonnables s'organisent pendant cette période. Longtemps insoupçonnés, parce que totalement inconscients.

<u>Dévalorisation de la patiente par les parents</u>

- « Je ne devais pas naître. C'est l'accident ».
- (Note perso : Beau-père alcoolique.) « Non saoul: princesse. Saoul: bâtarde ».
  Enfance heureuse? « Pas facile. » Relations affectives avec la mère? « Non ».
- « Ils n'en ont rien à foutre de moi ». (Note perso : Enfant placée à la DASS à l'âge de 6 ans.)
- « Ma mère m'a toujours reproché que je préférais mon père et que j'étais une charge pour elle. Donc, je lui servais de bonne ».

- « On avait l'impression qu'elle ne nous aimait pas. Elle disait : S'il y avait eu la pilule, vous ne seriez pas là ».

- « Je n'étais pas désirée... Je suis le retour de couches derrière mon frère... Ma mère était très froide ».

- « A côté de mes frères et sœurs, j'étais comme une merde. Ma mère, elle ne m'a jamais dit qu'elle me faisait confiance. Avec mon père, c'était impossible ... De se faire traiter de mongole ... Et tout ça». Câlins, bisous? « Oui, très bien. Ça se passait impeccable; mais elle ne disait rien, la pauvre».Vous disait-elle: je t'aime? « Oui, bien sûr, mais il n'y avait qu'elle. Peut-être qu'elle avait peur en elle et, que maintenant, j'ai peur en moi ».

<u>Déficience de la mère</u>

- « Quand j'étais petite, il n'y avait que mon père qui existait. J'ai fait une mini dépression à la mort de mon père. Je m'en suis sortie en disant: S'il l'a choisie, c'est qu'elle valait le coup... ».

- « Ma mère faisait tout pour être plus belle que nous ».

- « Ma mère ne m'a jamais élevée ». « Je n'ai jamais été désirée. Ma mère n'a jamais vécu avec moi. » Le père : « Il avait trois maitresses ».

- « Elle buvait. Mon père buvait. Dans l'alcoolisme complet... Ma mère, c'était un inceste ». Relations affectives avec la mère? « Aucune » .

- « Maman a fait de la dépression nerveuse, elle s'est mise dans les comprimés, dans l'alcool quand ma sœur a été malade » .

- « Elle ne s'occupait pas bien de nous... Elle buvait, elle dormait. On crevait de faim ».

- « C'était plus humiliation, ma maman. J'étais plus proche de mon père. Maman faisait du chantage, car elle se fermait dans la chambre avec des ciseaux et menaçait de se suicider. Ma petite sœur y croyait et je devais la protéger.
Elle pouvait être très tendre et très tyrannique. De recevoir des coups de cravache pour me réveiller et cinq minutes après me demander pardon. Des trois, c'était moi la pire, c'est moi qui prenais tout ».

<u>Acceptation par l'enfant du traumatisme affectif</u>

- « Des problèmes avec ma mère. Un peu battue, mais surtout moralement ».

  (Note perso : Divorce à l'âge d'un an et demi.) Relations affectives avec la mère? « Non ! Jamais ! ».

- « Jamais de câlins de bisous. De ma mère, ça ne m'a pas trop manqué. Je la respecte parce qu'elle m'a donné la vie».

- « Ma grand-mère m'avait dit que je n'étais pas habituée aux caresses, et que ma mère griffait quand on la caressait. C'est ma grand-mère qui m'a habitué aux caresses quand j'étais bébé ».

- « Ma mère était tapée, parfois avec une hache, un couteau. Mon mari ne le sait pas ... c'est mon jardin secret » .

« Plusieurs fois, j'ai cru qu'il l'avait tuée. Après, je me mettais toute seule dans le noir, dans ma chambre, sous les draps. Même maintenant, quand j'ai des coups de blues, je m'enferme dans le noir, comme si j'avais peur de l'extérieur. Je me tranquillise comme ça; depuis toute petite ».

- « On est six enfants. Je suis la cinquième roue du carrosse. »
  « Mon père buvait. Il avait des maîtresses. Il tapait sur ma mère...et moi, j'étais son bouc émissaire.... Il ne pouvait pas me voir. Je faisais tomber des verres, je recevais des raclées de mon père. Combien de fois, j'ai voulu le tuer !
  J'ai commencé à parler chez moi, j'avais douze ans... Et ma mère a dit: Mais, elle parle! ».

<u>Relation fusionnelle réactionnelle dans la nullité (c'est son vécu !)</u>

- (Note perso : Violences corporelles avec le père à tout âge. Le père battait sa mère.) « J'adore ma mère. Ma mère, c'est une partie de moi ».

- Enfance heureuse? « Ce n'est pas évident de dire oui ou non ; peut-être plus non que oui ».
  Relations affectives avec la mère? « Avec ma mère, c'était une relation fusionnelle. » (Note perso : La patiente ne se souvient pas du divorce quand elle avait trois ans.) « Il parait que je ne voulais plus rentrer chez moi. Je ne voulais plus rester chez moi ».

- (Note perso : Divorce des parents à l'âge de quatre ans. Son père était coureur.) « Il buvait. Irresponsable ».

Relations affectives avec la mère? « Enormément. » Câlins bisous? « Oui. J'étais la dernière. Ma mère était mère poule. Très protectrice ».

<u>Prise en charge par la patiente du déficit affectif (explication dans le commentaire 4, ci-après)</u>

- Relations affectives avec la mère. « Je ne m'en souviens pas ».
- Relations affectives avec la mère? « Elle m'a eu tard. Il n'y en a pas eu. Je n'osais pas me confier; de toute façon, je garde tout pour moi, comme une bête ».
- (Note perso : Décès de la mère à l'âge de 6 ans. Patiente élevée en fille unique par sa marraine et son mari.) « J'ai été adorée. Je ne pouvais pas être mieux ».
  Mère affective? « Ma marraine. C'est normal. C'était ma maman. »Relations affectives avec la mère génitrice? « Je ne m'en rappelle pas. Surement pas beaucoup.
  Ma mère est morte, et ils ont voulu me la faire embrasser. Ah non ! Non ! Ils m'ont fait ça ».
- « Elle n'était pas très démonstrative, mais je savais que je pouvais compter sur mes parents. Peut-être moi-même, je n'étais pas encline à recevoir » !
- Relations affectives avec la mère? « Je ne m'en souviens pas. Je ne me souviens que d'une seule fois où je jouais avec elle ».

- « Ma mère qui avait bu, m'a dit une fois : Tout ce qui m'est arrivé est de ta faute. Elle me giflait et mon père n'est pas intervenu tout de suite. Puis, il a mis la tête de ma mère dans la gamelle du chien. Elle le menaçait d'un couteau ».
Enfance heureuse? « Avec mes grands-parents, je pense que oui. Presque fusionnel avec ma grand-mère maternelle... ».
Relations affectives avec la mère? « Très peu. J'ai été très touchée à douze ans, lorsque la première fois, elle m'a dit : ma chérie. Mon père m'a dit que tout ça, c'était du baratin. Ça m'a fait très mal ».
Vous disait-elle: je t'aime? « Je ne sais pas. Mon père ne me l'a pas dit ».

- « Ma mère pour moi c'était tout». Vous a-t-elle dit je t'aime? « Je n'ai pas tellement de souvenance » .

<u>Commentaires</u>

On peut faire du Zola. On peut se révolter... Oui ! Mais, après ?

On peut dire, par exemple :

1/ Dans les antécédents sexuels, c'est la violence des hommes qui s'exprime presque exclusivement. Maintenant, c'est une autre violence : « la colère rentrée des femmes » intervient. Les hommes gardent toujours leur place ; mais ils ne sont plus seuls. Et, lorsqu'ils le sont, ils permettent parfois de renforcer la relation fusionnelle avec la mère...

Mais, cette fusion se fait, la plupart du temps, sur le registre de la dévalorisation. On cristallise l'ambivalence des sentiments : fusion-répulsion de la relation mère fille… où le père jouerait volontairement et, inconsciemment, le rôle de bouc émissaire (second degré… billard à deux bandes).

2/ Comment ne pas sentir dans toutes ces réponses que la plaie est toujours ouverte, que la cicatrisation n'est pas faite. Au bout de tant d'années, chez l'homme, il ne resterait qu'une cicatrice ; au pire, il y aurait eu amputation de quelque chose. Mais, ce serait cicatrisé !

Chez la femme, c'est toujours là, au fond d'elle-même. Et, lorsque le partenaire pénètre, il approche de ce non-dit, de ce non mémorisé. Mais, son vécu de non valoir est toujours présent… « Et l'autre, qui ne voit rien… » Ou, « surtout, faut pas qu'il voit … ».

Voilà, peut-être ce qu'elle pense… pendant qu'il lime… ou qu'il astique. Mais, pour lui, penser ainsi au cours de l'acte, aurait des effets déflationniste : la débandade.

Entre le viol physique d'un côté, le traumatisme psychologique de l'autre, quand on va pénétrer, sans se casser la tête… dans ce qu'elle veut cacher… alors qu'on voudrait y voir l'inverse… Il y a vraiment inadéquation entre le réel et le vécu. Comment voulez-vous que ça marche ?

3/ L'affirmation assénée à la fille concernant le motif de sa conception (accident de pilule, ou retour de couche de son frère ainé) est-elle aussi fréquemment retrouvée lorsque cet enfant est du sexe masculin ? Il ne doit pas y avoir d'étude objective là-dessus, mais subjectivement on peut imaginer que ce reproche est moins fréquent lorsque c'est un garçon.

Et, là- aussi, même si ce reproche a existé chez le garçon, il est probable que ce traumatisme est cicatrisé avec ou sans mutilation, mais, ça ne fait plus vraiment mal. Si, pour nous, « souffrir ça passe, alors qu'avoir souffert ça ne passe pas », pour la femme et dans ces cas-là, souffrir ça passerait bien moins et avoir souffert ne passerait toujours pas... Une autre différence entre l'homme et la femme... !

4/ « Je n'ai pas souvenance ». Combien de temps a-t-il fallu pour comprendre ce que ne disait pas cette phrase. Pour comprendre réellement cette réponse, il suffit de poser une autre question : Si vous en aviez eu (des relations affectives) vous en seriez-vous souvenu ? La réponse est toujours : oui.

Donc : - il n'y avait pas de relations affectives, d'une part ;
- et, d'autre part (en fait, le plus important d de cette réponse : le non-dit), en disant ne pas s'en souvenir, l'enfant prend, toujours, à son compte, la responsabilité de cette absence de relation (c'est elle qui ne s'en souvient pas). C'est, ainsi, que l'inconscient agit sur le conscient (et pas seulement pendant le sommeil) !

Conclusion Et, maintenant...

Au bout du compte, il ne faut pas que ce qui vient d'être dit fasse oublier l'essentiel : la femme est une bonne affaire pour nous. Elle peut être aussi une bonne affaire pour la femme. Pour cela, il faut qu'elle arrête de s'autocensurer quand il faut qu'elle se lâche. Pour arrêter cette autocensure, la culpabiliser (« mais, arrête de te prendre la tête ») ne peut qu'avoir un effet contraire, en lui permettant, par effet boomerang, de faire de l'homme le responsable de son inadéquation (« De toutes façons, tu ne me comprendras jamais ! ». Patiente label « terroir authentique ». La boucle est bouclée).

Il faut sortir de cette contre logique de penser que ne pas la satisfaire gâcherait la vie de son partenaire. Parce que de cette manière, la responsabilité de son mauvais fonctionnement sexuel est transférée sur le partenaire selon le mécanisme du bouc émissaire, mécanisme bien identifié, maintenant. Cette fuite en avant ne règle rien de la culpabilité inconsciente.

En réalité, cette culpabilité inconsciente doit être résolue, afin qu'une femme de la deuxième partie (pourquoi ce ne marche pas) devienne une femme épanouie de la première partie (comment ça marche). Les bonnes psychothérapies, la maïeuthérapie le permettent. Cet aspect thérapeutique n'est pas développé ici. Aujourd'hui, il fallait faire un diagnostic. Pour cela, il a fallu montrer comment fonctionnait une femme normale, avant de pouvoir parler des dysfonctionnements sexuels. C'est ce qui a été fait.

Tirésias (celui du début) qui est le devin dans le mythe d'Œdipe dit que l'orgasme de la femme est plus intense que celui de l'homme, pour la simple raison qu'il aurait connu les deux types d'orgasmes, car avant d'être un homme, il était une femme. On se rapproche de l'androgynie de Platon...

Nous n'avons plus besoin de ce mythe, de ces artifices. Les réponses de toutes ces femmes sur leur sexualité montrent que c'est chaud quand ça chauffe. Que la femme est normalement femme quand elle est femme !

C'est le circuit électrique qui est responsable des loupés du moteur. L'autocensure sexuelle physique et psychique, consciente et inconsciente est responsable de ses problèmes sexuels.

L'anatomie d'une femme épanouie ne diffère pas de celle d'une « mal baisée ». Tout au plus peut-on noter, chez cette dernière, une plus faible tonicité de la vulve, des muscles périnéaux de moins bonne qualité... Mais, c'est tout.

Le moteur est bon :

Pour la sensibilité, il faut retenir : « Au début à l'entrée, et à la fin au fond ». Si l'entrée est bien préparée, elle aura envie de la pénétration, parce que « La femme aime être pénétrée ».

Pour la motricité, il faut retenir ce mot de danse : « Contract and release ». Pour l'éjaculation : « Ça mouille ! Ça mouille » et : « Si je n'ai pas l'excitation, je n'ai pas le liquide ».

Alors fini : « Le vagin, le pauvre, je l'ai un peu oublié »... Ou : « C'est l'endroit où je le reçois ».

Pour nous, les hommes nous devons bien avoir conscience que par la pénétration, nous passons une limite, nous entrons dans le « saint des saints ». Alors, nous pouvons imaginer le risque qu'elles courent, quand nous libérons nos pulsions.

Par le dessin des structures psychiques, on voit que l'on ne peut pas être forcé... qu'elles ne peuvent être castrées. C'est pour cela qu'elles sont plus courageuses que nous. La preuve : dans les temps anciens, il y avait deux races qui accouchaient. La race des femmes et la race des hommes. Cette dernière s'est éteinte à la deuxième génération... Parce qu'il n'y avait pas encore la péridurale et que l'accouchement faisait mal. C'est une boutade ! Alors que dans la race des femmes, certaines aiment « souffrir pour quelque chose ».

C'est vrai que pour un homme, assister à l'accouchement peut être « anti-sexe ». Le pénis d'un cheval n'est pas aussi gros qu'une tête de nouveau-né. Et pourtant, ça passe. Et, quand ça passe bien, ça se passe très bien. Certaines femmes prennent un pied extraterrestre quand elles accouchent. Tout accoucheur d'expérience le sait...

Alors, cette femme qui voulait qu'on laisse tranquille son petit triangle, ne demandait qu'une chose : attendre un peu... prendre le temps.

Pour un homme c'est le but qui compte, pour une femme c'est le chemin disions-nous. Maintenant : Pour un homme, pour arriver au but, il faut prendre le bon chemin et, pour une femme, si elle prend le bon chemin, elle arrive toujours au but. Ça colle !

Le schéma des sexualités psychiques laisse deviner que si le rapport ne reste pas un rapport de surface, mais devient un véritable échange, une véritable pénétration, il n'y a aucun homme qui quittera sa femme.

 Inversement, si aujourd'hui, autant de femmes restent seules, c'est peut-être parce que leur sexualité psychique a été fermée, par la civilisation de l'image qui veut que tout soit transparent. Ainsi, cette transparence qui de ce point de vue nie la différence des sexes, équivaut à une castration psychique. La décadence de notre civilisation n'est-elle pas, en fait, une forme de stérilisation psychique ?

Pour espérer enrayer la déstructuration Nietzschéenne, revendiquons un espace d'intimité, une zone de sexualité, un endroit du secret où nos différences s'accoupleraient. La sexualité n'est-elle pas la forme primitive de cette altérité dont on nous rabat les oreilles ? Mais, qui est sourd ? Qui est fermé ? Qui est autiste !

L'armistice de la guerre des sexes n'a jamais été aussi proche et, si comme le dit Socrate, le bien c'est le savoir et le mal l'ignorance, cultivons ce savoir par une meilleure connaissance de l'endroit d'où nous venons, puisque, tous, sans exception, sans distinction de sexe ou de quoique ce soit, nous sommes le fruit de la rencontre de deux altérités.

Si, comme le dit ce même Socrate « personne n'est méchant volontairement », c'est qu'on fait le mal, toujours, inconsciemment. Si, comme l'a démontré Freud, tout ce qui a été dit, ici, a été entendu par notre inconscient, il faut, maintenant que ça murisse intérieurement. La durée de cette gestation pour l'être humain du genre féminin dure entre six mois et deux ans. Et, puis un jour, « le mur est passé » (phrase souvent citée par les patientes).

« Ce n'est pas grave d'être .. Ce qui est grave, c'est de le rester ! »

Dernière question : D'après vous, les féministes, vous les rangeriez dans la première partie (« Comment ça marche ») ou dans la deuxième partie (« Pourquoi ça ne marche pas »)?

Eh bien ! Vous auriez tort, car on ne peut pas cataloguer les gens d'une façon aussi caricaturale !

Post-scriptum

Si les problèmes des femmes viennent du mécanisme d'autocensure, si l'autocensure vient de l'extériorisation sur sur son sexe de la culpabilité inconsciente; d'où vient cette culpabilité inconsciente ?

Tout à l'heure, nous avons vite refermé la porte de la psychanalyse. Pour répondre à cette question, il faut ouvrir la fenêtre. Parce que, si on regarde par la fenêtre, on n'a pas à entrer. Moins de risque ! Plus de courage.

On a vu que l'inconscient se structurait autour des évènements vécus lorsque nous ne savions pas encore parler. La vie de chacun est unique. Mais, la seule chose que nous ayons tous en commun, c'est d'être sorti du ventre de notre mère.

Arbitrairement, un « beau » jour, nous sommes expulsés d'une façon qui ne peut être douloureuse.

Rappelons qu'à ce moment, l'enfant ne sachant pas encore parler va structurer son inconscient... Et, c'est autour de ce traumatisme qu'il échafaude, qu'il déduit, qu'il construit (puisque le cerveau de l'enfant fonctionne).

Otto Rank, l'élève le plus proche affectivement de Freud rattache cette culpabilité au traumatisme de la naissance. Dans son livre apocryphe, il montre que cet évènement est vécu douloureusement. Il démontre que la culpabilité découle directement de ce traumatisme.

Expliquons cela le plus simplement possible.

Si la relation entre deux êtres est mauvaise (ici, la rupture de l'accouchement) c'est, au moins la faute d'un des deux. Si, le nouveau-né pensait que c'est sa mère qui est mauvaise, lui, venant d'elle, ne pourrait être bon. En revanche, s'il prend à sa charge la responsabilité de cette rupture, il ne peut que s'en juger coupable. Voilà, pour la culpabilité ! Voilà, pour le non-valoir !

Mais, allons au bout de cette réalité inconsciente : D'une certaine façon, aussi, en se jugeant coupable, il sauve l'amour qu'il porte à sa mère. C'est, donc, par amour que l'enfant se juge coupable. Voilà, pour l'innocence ! Voilà, pour le valoir !

C'est le contresens œdipien : **« Le fait, que l'enfant pense dans son vécu inconscient ne rien valoir et être coupable de tout, est la preuve, dans la réalité consciente, qu'il n'est coupable de rien et qu'il vaut beaucoup »**.

Cette faute, cette culpabilité, bien réelle va être refoulée dans l'Ics. Et, elle s'extériorisera sous la forme du bouc émissaire.

D'accord ! Dira, monsieur « Fute-Fute » : Mais, même si on veut bien admettre cette réalité inconsciente et si celle-ci vient du traumatisme de la naissance, comment se fait-il, alors, que certaines personnes aient des problèmes et que d'autres n'en aient pas ?

Réponse : Souvenons-nous du fonctionnement de la fente de la sexualité psychique. Si, chez la mère, elle fonctionne correctement, cette culpabilité de l'enfant sera, normalement, résolue inconsciemment. Mais, si, elle fonctionne à l'envers, les difficultés relationnelles (douloureuses) dans le lien mère enfant entretiendront le traumatisme de la naissance (et donc le sentiment de culpabilité inconscient) qui ne pourra être résolu que par les bonnes psychothérapies. (Ceci ne veut pas dire que la mère est coupable. Parce qu'elle a été fille, elle est victime comme sa fille. Mais, de quoi? Du non savoir aimer de ses parents. « Non savoir aime » qui est l'autre façon de dire: fonctionnement à l'envers de la fente de la sexualité psychique.)

Mais, revenons au problème plus général. On sait que la psychanalyse fait peur, justement parce qu'elle nous ramène à cette culpabilité que l'on voudrait oublier. Mais, si ce sentiment de culpabilité inconscient ne correspond nullement à la réalité. Si, cette erreur judiciaire est la preuve réelle de l'amour manifesté, pour quelle raison, depuis plus de cent ans, au moins, restons-nous scotchés sur la réalité de ce vécu inconscient de culpabilité, au lieu d'affirmer, haut et fort, que c'est par amour des parents que l'enfant se juge, inconsciemment, coupable? Ce « blocage » collectif n'es-il pas la manifestation de notre inconscient tout aussi collectif ?

C'est toute la différence qu'il y a entre l'analyse du psychisme (la psychanalyse) et l'action thérapeutique du bon psychothérapeute, celui qui permet à la fente de la sexualité psychique de battre, à l'endroit, au rythme de l'inconscient.

En maïeuthérapie, la femme est innocentée de sa culpabilité et fait la paix avec elle-même, avec sa mère, avec le monde alentours (presque). Ce n'est qu'après, mais, rapidement, qu'elle se met en situation de comprendre que sa bonne sensibilité sexuelle se trouve **« à l'entrée du vagin au début du rapport, et à la fin de l'acte sexuel au fond du vagin »** ; que **« contract and release »** n'est pas qu'un mot de danse ; que **« ça mouille, ça mouille »**.

Que, cet **« état de transcendance »** où **« ce n'est pas moi qui contrôle mon corps, c'est mon corps qui me contrôle »** a une fin, comme toute bonne chose. Alors, **« quand c'est fini, je ne désire plus. J'ai envie de dormir »**. Même qu'elle ronfle. (Mais, maintenant, plus la nuit et moins le jour.)

Mais, **« qu'on ne devrait jamais vivre sans »** **« ce moment de solitude »**.

Et, çà ! C'est vraiment bon... pour nous ! Les hommes !

Table des Matières

....10

Chapitre 1: Sexualité normale. Comment c'est fait une femme?...11

2. Le vagin... et le reste : comment c'est fait..14

3. Organisation anatomique sexuelle..20

    3.1 L'ensemble Urétro-Clitorido-Vulvaire pour la partie consciente de la sexualité.................................21

    3.2 Le phénomène de ballonisation pour la partie inconsciente de la sexualité......................................22

4. Comment ça marche..24

    4.1 D'abord, on aimerait comprendre ce qui fait la différence entre le clitoris et le vagin......................24

    4.2 Ensuite, on voudrait en savoir un peu plus, sur le point G..26

    4.3 Enfin, on voudrait savoir si elle jouit et, comment elle jouit...28

    4.4 La « bonne » différence entre le clitoris et le vagin..30

5. Les réponses des patientes...32

    5.1 Le bon vécu du premier rapport...32

    5.2 La bonne sensibilité sexuelle :...36

        5.2.1 D'abord les résultats chiffrés :...37

        5.2.2 Voilà les principales réponses qualitatives :..39

        5.2.3 Commentaires sur la bonne sensibilité sexuelle de la femme...41

    5.3 Le bon orgasme...43

        5.3.1 Manifestations générales de l'orgasme..44

            5.3.1.1 Résultats chiffrées de 761 patientes interrogées:..44

            5.3.1.2 Les principales réponses positives sur la manifestation de leur orgasme (252 patientes)......46

            5.3.1.3 Commentaires...51

        5.3.2 Type d'orgasme : Orgasme goal et pleasure dépendant..53

            5.3.2.1 D'abord des chiffres..54

5.3.2.2 Voilà les principales réponses à la question : 54

5.3.3 Principe de continence.. 60

5.3.3.1 D'abord les chiffres :... 61

5.3.3.2 Et, ci-dessous les réponses les plus parlantes des patientes :.. 62

5.3.4 Les contractions orgasmiques : 65

5.3.4.1 Voilà les résultats chiffrés :... 68

5.3.4.2 Après ces données chiffrées, voici, l'aspect qualitatif de ces contractions 69

5.3.4.3 Ces contractions sont-elles ressenties par le partenaire ?... 78

5.3.4.4 Commentaires sur ces contractions (ou ces spasmes) du périnée (ou du vagin)............... 83

5.3.5 Ejaculation féminine... 85

5.3.5.1 Voici les résultats chiffrés :... 86

5.3.5.2 Réponses des éjaculations féminines présentes... 87

5.3.5.3 Réponses des femmes fontaines bien vécues :... 89

5.3.5.4 Commentaires sur l'éjaculation féminine... 93

6. Conclusions sur le bon fonctionnement de la femme.. 95

Chapitre 2 Pourquoi ça ne marche pas comme ça devrait.. 99

1 Les trois notions de base en psychologie.. 100

1.1 L'inconscient (Ics). 101

1.2 La structure psychique.. 106

1.3 Le mécanisme du bouc émissaire (BE)... 110

2. L'autocensure sexuelle : Réponses des patientes 115

2.1 D'abord les chiffres. Sur 233 patientes.. 116

2.2 Puis, les résultats qualitatifs : Réponses des patientes 116

2.2.1 Autocensure explicite.. 116

2.2.2 Autocensure implicite... 120

2.3 Commentaires.. 125

3. Réponses négatives des patientes sur leur sexualité 128

    3.1 Le mauvais premier rapport sexuel 129

    3.2 La mauvaise activité sexuelle 133

    3.3 La mauvaise sensibilité vaginale 141

Le mauvais point G 145

    3.4 Le mauvais orgasme 146

        3.4.1 Les mauvaises manifestations de l'orgasme 146

        3.4.2 Le mauvais orgasme pleasure dépendant 150

        3.4.3 Le mauvais orgasme goal dépendant 151

        3.4.4 Les mauvaises contractions orgasmiques 152

        3.4.5 La mauvaise éjaculation féminine 155

4. Commentaires sur : pourquoi ça ne marche pas 158

5. Autres antécédents sexuels 159

6. Autres antécédents psychologiques 163

Post-scriptum 175

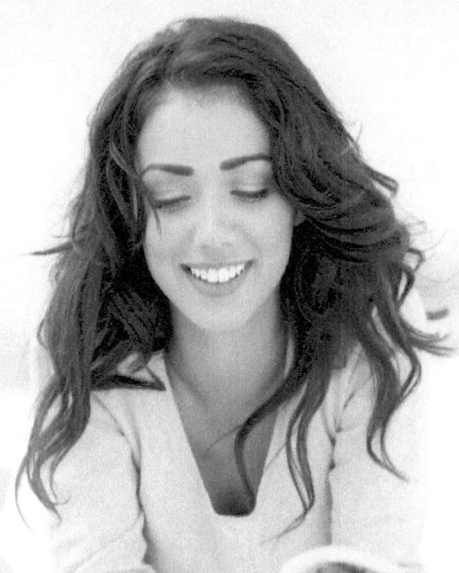

Oui, je veux morebooks!

i want morebooks!

Buy your books fast and straightforward online - at one of world's fastest growing online book stores! Environmentally sound due to Print-on-Demand technologies.

Buy your books online at
www.get-morebooks.com

Achetez vos livres en ligne, vite et bien, sur l'une des librairies en ligne les plus performantes au monde!
En protégeant nos ressources et notre environnement grâce à l'impression à la demande.

La librairie en ligne pour acheter plus vite
www.morebooks.fr

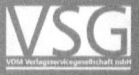

VDM Verlagsservicegesellschaft mbH
Heinrich-Böcking-Str. 6-8   Telefon: +49 681 3720 174   info@vdm-vsg.de
D - 66121 Saarbrücken   Telefax: +49 681 3720 1749 www.vdm-vsg.de

www.ingramcontent.com/pod-product-compliance
Lightning Source LLC
Chambersburg PA
CBHW020651300426
44112CB00007B/333